U0070776

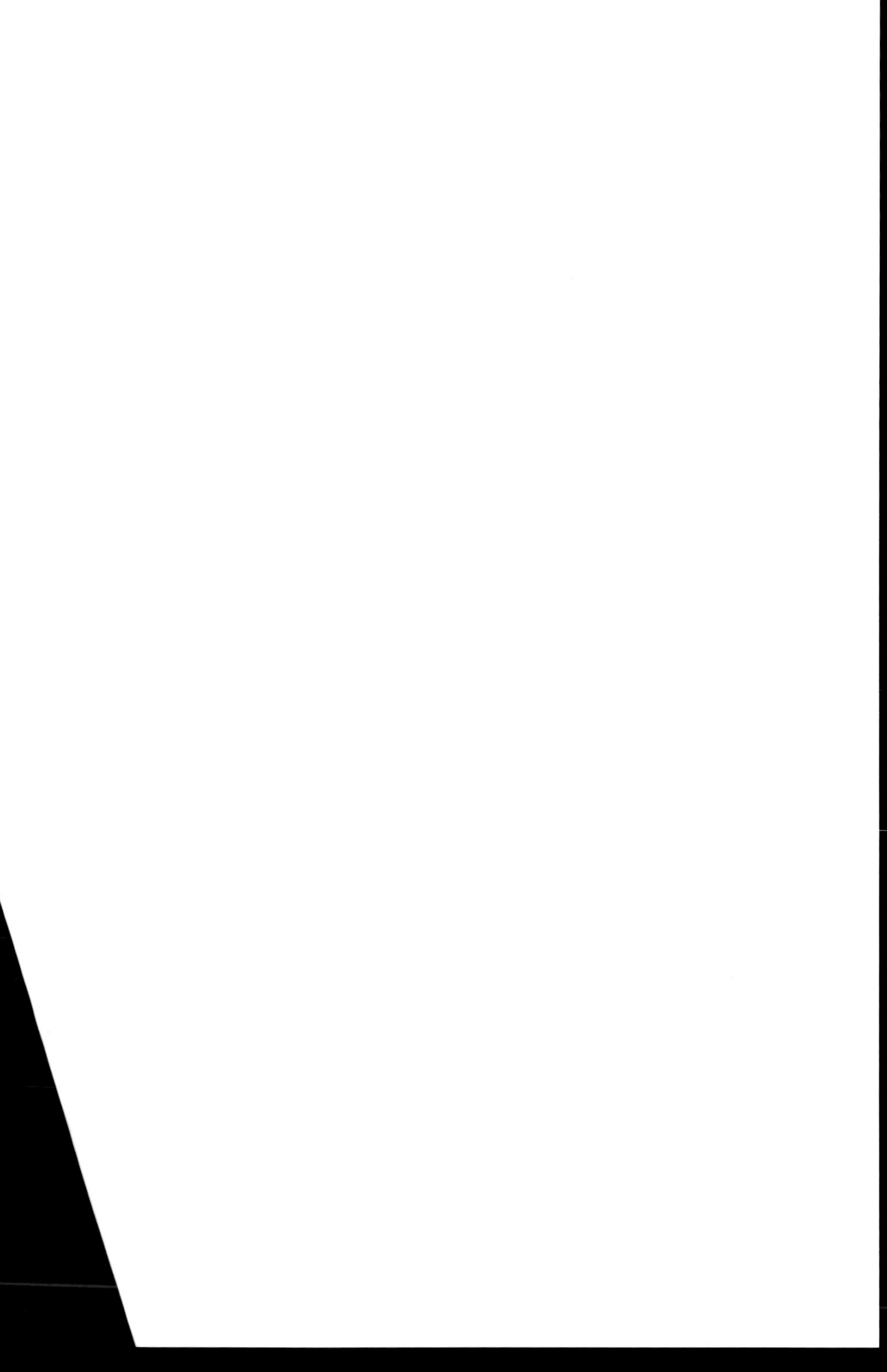

日本靈氣療法

JAPANESE REIKI THERAPY

盧隆婷／著

目錄

自序

人的身心靈可說是一個生生不息並充滿生機盎然的小宇宙，除了可視的物質肉體之外，還有不可視的「氣（能量）」在串連著身體各器官與組織並運行氣血於內，當然亦串連著人的思想、認知、感知、感覺等精神或心靈層面。

人是一個小宇宙，會時時刻刻與浩瀚的大宇宙與大自然之律動產生共振或共時效應，因此人若能遵循著宇宙自然的法則而進行養生，除了可以常保身心靈之健康與愉悅之外，更會讓人生中充滿豐沛的哲學智慧與藝術美感。

近代以來，西洋醫學發展突飛猛進，但是由許多侵入性的治療法與人工合成的藥物等而來的副作用等，有時會使人們在對抗疾病的同時，也會引發其他許多症狀或傷害。反觀從古代至今的許多提升或改善身心健康的非主流東洋療法中，如醫術（針灸、服用草藥等）、醫學（黃帝內經、神農本草經等）、養生（呼吸法、飲食法、氣功等）、哲學（陰陽五行論、時刻與人體之關係）、思想（老莊思想）等等，一直不間斷地流傳至今日，這是因為要因應一般大眾對於醫療的不同需求，或是彌補西洋近代醫學之不足的緣故。當然同屬於東洋療法中的「靈氣療法」亦蘊含著上述的許多元素在內。

本書是有關於身心靈療癒的書籍，融合了經典性、知識性與實用性的相關內涵。具體上來說是以傳統日本靈氣為論述基底，希望提供給所有靈氣實踐者、有志養生者、相關療法研究者或一般讀者朋友們，能夠掌握與理解更多元性、更親近生命的靈氣療癒與養生知識，期待達到頤身養神、防病延年的「全人療癒」。

本書內容主要分為數個層面進行論述。

第一章，精神文明面。精闢探討與逐步揭開孕育出與「靈氣創始者——臼井甕男」與「臼井原學會靈氣（日本靈氣）」之間不可切割的日本精神文明。因為想要真正認識源自於日本的靈氣，就必須從深層影響日本民族的精神文明切入，才能從歷史回顧中，再一次地汲取出新生的力量。

第二章，療術與學理面。將以「宗派靈氣®」之架構，介紹保留至今的「臼井原學會靈氣」的真實脈絡與嚴密結構。「宗派靈氣®」是已註冊商標保護之日本靈氣系統，唯有如此才能避免與類似名稱之團體混淆，並能維持與保護內容的純正。

第三章，實踐與指引面。歸納一般生活中方便於協助施作靈氣的「日常療癒指引」及「五臟療癒指引」，希望提供給所有靈氣實踐者、有志養生者、相關療法研究者或一般讀者朋友們，能夠更有效率地在日常生活中，將靈氣作為療癒與養生之用，協助早期預防未發疾病、改善與增進身心健康並提升天賦潛能。

第四章，養生哲學與法則面。彙整能夠增進氣（生命能量）的五項養生法則（節氣養生、五臟養生、食養生、息養生、言靈養生），協助在使用靈氣時能夠增添更多加乘效果。內容是根據多年來的相關領域的知識彙整、實際經驗、訪談或學習紀錄而來，期盼對運用靈氣作為療癒與養生有興趣者，能夠獲得更多增進身心健康與光明幸福的情報。

附錄，臼井大師的珍貴紀錄。臼井大師生平並無留下太多書籍或文件，僅留下珍貴的《公開傳授說明》與《臼井大師功德碑》，為提供更深入的理解與鑽研，因此附上全文中譯。

有鑒於在華語世界中，應該提供更多豐沛且正確的日本靈氣相關情報，因為源自於日本的靈氣是一種完全無副作用、無侵入性、無致死量的自然優良替代醫療方法，且對疾病預防與療養、解決人心煩惱、改善整合潛意識等的問題，亦有無與倫比的卓越性。因此期盼本書能夠對日本靈氣的「大道至簡」、「自然唯心」之真實意涵，提供更深入的認識與啟發。

最後，想藉著本書出版之際，再一次地誠摯感謝過去、現在、未來所有協助、支持與指導我的所有智慧師友們，有你們才會今日的成果，謝謝大家。

盧隆婷

二〇二〇年八月

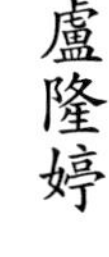

第一章　日本精神文明與靈氣

本章會提供給想要更深入了解靈氣（Reiki）的讀者們，從一個較高的俯瞰點，亦即從日本精神文明（思想、文化、宗教等等）中，試著考察與瞭解起源於日本的靈氣之獨特性質，並提供深入思考日本靈氣的價值所在與未來發展的可能性。

日本精神文明基本上是以神道為初始基底，在納入了佛教、禪宗、密教、儒教、道教、陰陽道等相關內容之後，演變形成了日本特有的精神文明。其中有從儒教、禪宗中衍生出了獨特的武士道；也有從道教中繼承了陰陽、五行或八卦等形成了宿曜道、陰陽道或陰陽師等思想。還有禪宗更是對於日本民族的精神文明影響最為深遠，因為禪宗以外的佛教各派的影響力，說到底就僅止於宗教方面為止，唯有禪宗可以掙脫宗教的範疇，而進入日本民族的日常生活領域中（如美術、劍道、茶道、花道、能劇、俳句等領域），展開了無遠弗屆的影響力。

源自於日本的靈氣，是由靈氣肇祖——臼井甕男（Usui Mikao）所創立的「心身改善臼井靈氣療法學會（簡稱：臼井原學會）」而來。在此書中為了有別於其他雜亂無根據的靈氣系統，本書都會稱之為「臼井原學會靈氣」以示區別。此處所論述的「臼井原學會靈氣」是生於日本長於日本，所以會受到上述的日本精神文明之影響是不爭的事實。

在本書中所有論及「臼井原學會靈氣」之核心內容、手法或理論等，目前在台灣已正式註冊商標以「宗派靈氣®」之名保留至現今。因此可如實見證到與日本精神文明之內涵相呼應，這也是與其他別名之靈氣系統的最大差異處。

以下萃取出與「臼井原學會靈氣（宗派靈氣®）」最有關的六種日本精神文明，來進行剖析孕育出「臼井大師・臼井原學會靈氣」的相關背景與元素，也將我長年累積而來的研究經驗與見識與大家分享；希望以橫跨千年時空的日本精神文明之俯瞰，能夠知古鑑今地吸納更多深厚的底蘊與養分，以朝向不斷進步的新未來大步邁進。除此之外也期盼藉以掙脫狹隘僅近百年的靈氣歷史、個人神話或家傳故事。畢竟在歷史或故事中，所謂的「真相」早已是懸案，如何編織最具說服力或感染力的說詞或解釋，說到底就是「說者」與「聽者」之間的知性與邏輯判斷的高下較量而已。

一、神道：古神道

所謂古神道，是指在受到佛教、儒教、道教等外來宗教或思想影響前的神道。古神道是指，自古代日本以來將山海、日月、雲雨、雷電等的大自然物，崇敬為神靈的獨特信仰觀、自然觀與泛靈觀。

若是依照宗教的概念來看，由於宗教必須具備「教祖、教義、戒律、崇拜偶像」等元素才稱之為宗教，而古神道內則完全沒有上述內容，而是以敬畏與感謝的態度，並透過親身的體驗，去感知或洞察蘊藏在大自然內的「神祕性」與「法則性」，而達到「培養正確的思想」、「引導清明的生活」、「進行人格的陶冶」之目的。

（一）清明正直

古神道的核心思想為「清明正直」，這是古神道內最重要與根源的思想。「清」是指乾淨不染污，「明」是指內心或內在的光明。「正」是指正確且不犯罪惡，「直」是指誠實的行動。因此「清明」就是保持內心的潔淨與光明，而「正直」就是維持一切行為的端正。

（二）幸福言靈

古神道的核心技術為「操作言靈」。「言靈」是指為具備神威、威德、神祕並能夠成就現實的言語。古神道思想中主張人應生而幸福，亦即人與生俱來就應該享有幸福的權利，因此會提供操作正確光明的言靈技術，以帶來自他的幸福。

正確操作言靈而帶來幸福，是古神道中的重要概念。所以自古以來的日本民族就非常重視言靈對現實所帶來的實際影響。當能夠配合特定呼吸並一心不亂地操作正確言靈時，不但可以使身體充滿力量，亦能協助去除腦中雜念與淨化潛意識內的負面迴路。

本書第二章中介紹的源自於「臼井原學會靈氣（宗派靈氣®）」內的「念達法」與「第一個符文（肉體療法層次）」都會與古神道內涵息息相關。

二、佛教：真言密教

佛教在日本的精神文明中，可以見到主要的兩個特色，一是以「哲學」為基底，很多當時的「佛教家」同時也是「哲學家」；二是以「精神修煉」為方法，透過實際進行各類不同的精神修煉方法，而致力達到悟道、或見性成佛等的境界。

而在影響日本精神文明中，最為傑出的日本佛教史上的人物，大至上可舉出七位（聖德太子、最澄、空海、法然、親鸞、道源、日蓮），其中在日本建立真言密教的空海（西元七七四年至八三五年）就是其中之一的佼佼者。

空海所活躍的年代是日本的平安時期（西元七九四年至一一八五年），真言密教就是由當年的空海（弘法大師）自中國唐朝學習後，回到日本所建立的佛教派別。空海（弘法大師）除了自身的宗教之外，亦精於儒學、道學、詩詞、文章、書法、繪畫、雕刻等；還有在佛教哲學之外，也融入了老莊、孔儒等的來自於古老東方思想，為後世的日本民族留下許多偉大的精神文明遺產。

（一）即身成佛

空海（弘法大師）的真言密教之核心思想為「即身成佛」，最常使用的技術就是被稱為「焚燒護摩」的祈禱儀式。一般的佛教中比較主張，人必須經過漫長的時間（多次輪迴轉世）與嚴格的修行之後，才能達到與佛陀同樣的境界。但是空海主張「即身成佛」的思想，則是認為人在活著的時候，就可以實際體驗到或領悟到同樣的境界，亦即人人均可當下或當世成佛，因此稱之為「即身成佛」。

這裡所說的「即身成佛」的概念，或許可以使用現代人可以理解的觀念來呈現，因此可以將「佛」認知為是為「大宇宙」，而「個人」是為「小宇宙」，因為大宇宙內包含著小宇宙，但小宇宙同時也連結著大宇宙，所以本質上大宇宙與小宇宙是同質無二的，因此只要能夠領悟或體驗個人（小宇宙）與佛（大宇宙）本為一體時，便可以實際體驗到此狀態。

（二）本有能力

空海（弘法大師）提出了開發與操作人的「本有能力（三密能力）」之最具體重點，亦即以特定方法訓練「身密（身體行為）」、「口密（言語共振）」、「意密（精神力量）」之三密能力，來開發與強化人的本有潛能，以期達到最高境界的精神狀態，如「專注、無我、天人合一、自他無別、得道頓悟」等，而讓人獲得最終的真正自由。

本書第二章所介紹的源自於「臼井原學會靈氣（宗派靈氣®）」內的諸多實際身心療癒操作手法，都蘊含著相關的內涵或元素。

三、佛教：淨土宗

日本的淨土宗是起源於鎌倉時代（西元一一八五年至一三三三年），在此之前的佛教大多是僅屬於皇族或貴族的宗教。但是開始於鎌倉時代的淨土宗，則是一個為了平民百姓而形成的宗教。因為在日本有近千年的期間，都是處於權力者之間互相爭鬥的長期內戰中，因此對於日常多災多難的平民百姓來說，只能寄託希望在未來或來世。而當時平民信奉阿彌陀佛（人格佛）

禪宗能夠在獨立存在於宗教領域之外，並且進入了一般民眾的日常生活，這是因為「禪」沒有固定的教義，不會受限於特定的宗教框架內的緣故。

除此之外禪精神中還會特別重視吃飯、打掃等的在一般日常生活中的身心鍛鍊、教養修行，而且主張追求與自然合一、天人合一、宇宙合一的「無我（逐漸減去自我）」狀態，換成我們現代人的說法，就是一種追求「極簡」、「回歸自然」或「減法美學」的精神，其常見到的展現特質如「不均齊、簡素、枯高、自然、幽玄、脫俗、灑脫、無心、清淨、靜寂」等等，這些特質都對中世之後的日本精神文明帶來很大的影響。

從十五世紀後半至現代，日本民族或社會的精神層面、文化生活、靈性感受等，不論是在有意識或無意識下，都早已受到禪精神的深遠影響。日本許多發展至今的水墨畫、庭園、能樂、茶道或武道等，甚至在居住的家屋、食物、用品上等，都可以見到禪的生命力一直存續至今。

（一）極簡與待人親切

在與禪精神有關的日常生活中，如書畫、工藝、建築、庭園等「有形的文化財產」上，最具代表性的就是日本庭園。在以禪的極簡精神為基底的日本庭園設計中，最明顯特徵就是不使用花，有時最多僅使用苔來表現禪的寂靜之美，而且可能的話也儘量不使用水，僅用砂或石等的無機質來造出海、山、島等的象徵世界。

同樣地，在與禪精神有關的日常生活中，用來作為達到精神統一而發展出的「無形的文化財產」上，最常見的有茶道、香道、花道、劍道等的傳統文化財產。特別是茶道世界中，主張清淨無垢的世界觀，亦即當主客雙方的心都能夠以清淨的心互相對待時，則自然就能夠心意相通。日本茶道的極致，就是不論在任何環境下，即使只是一杯茶，都要能全心全意地讓自己的心身達到最佳狀態（精神統一），而為來客泡出最容易入口的茶，在夏天時要能泡出最恰當涼溫度的茶、在冬天時也要能泡出最適當暖溫度的茶來招待客人。在這種簡單一杯茶的「極簡」待客心意中，卻包含著最極致的「待人親切」的精神。

禪精神是影響日本之重要元素，因此必然會對「臼井大師・臼井原學會靈氣」產生極為深遠的影響。上述的「極簡」與「待人親切」的特質在「臼井大師・臼井原學會靈氣」中亦完全呈現無遺，亦即靈氣不依靠其他身外道具是「極簡」概念的呈現；在運用靈氣療癒自身之後，若有能力則可以使用最大的誠意，亦即在精神統一的最佳狀態下，幫助他人緩減身心苦痛則是「待人親切」的最佳體現。

（二）無常與安心立命

禪宗各派之間共通的核心精神就是「無常」與「安心立命」。因為人類必須摸索並克服許多世間的「無常」變化（如病、死），這也生存中最根本的苦，所以禪宗也因應此需求，成為一個幫助人們能夠獲得安心立命的實利宗教（克服身體病痛與心靈苦痛）。

臼井大師一生努力鑽研歷史、傳記、醫學、佛學、基督教、心理學、神仙術、咒術、易學、人相學等，除了集淵博知識於一身之外，又因身處於幕府崩解、明治維新、日清戰爭（鴉片戰爭）、日俄戰爭、第一次世界大戰等接連而來的「無常」世間的劇烈變動之際，因而開始追尋人生意義究竟為何，最後終於領悟到人生最究竟的開悟，就是需要達到「安心立命」境界。而臼井大師也在他五十七歲之時，深切地體驗到「宇宙即我、我即宇宙」之後，而終於真實達到了「安心立命」的開悟境界。

臼井大師在真實達到了「安心立命」的開悟境界後，會發展出用於克服身體病痛與心靈苦痛等的實利方法「靈氣療法」，相信不難理解這亦是受到了此精神的深遠影響。

有關臼井甕男的大半人生，至今依然是一個謎團難以完全解開。因為臼井大師本人並無製作詳細的相關教材、亦無刊登過任何廣告在新聞、雜誌等，所以至今有關臼井大師的傳說或事蹟，依然還是像個謎一樣。有興趣了解更多的讀者，請參考本人著作《靈氣的世界》第一章，內有詳盡說明有關於臼井大師的生平。

（三）禪之於靈氣療法

臼井大師在真實達到了「安心立命」的開悟境界後，便精煉與系統化他一生的所知所學，並融合開悟體驗的結晶，創立了最初始的日本靈氣系統「臼井原學會・臼井原學會靈氣」。

在臼井大師所留下的文字記載《公開傳授說明》及紀念臼井大師功績的《臼井大師功德碑》文中，均可約略解讀出「臼井原學會・臼井原學會靈氣」與其他日本民族的有形或無形的資產一樣，可說是都受到了禪精神深遠的影響。有關《公開傳授說明》與《臼井大師功德碑》之全文詳細內容，請參考本書附錄。

以下是依照個人研究與經驗，歸納與解讀其顯著重點，從另一個角度來理解與認識禪精神之於靈氣療法的影響。

1．四聖句精神

一般來說禪門各派，都會使用達摩大師的四聖句「不立文字、教外別傳、直指人心、見性成佛」來闡述禪宗精神。這與臼井大師創立的「臼井原學會・臼井原學會靈氣」中所主張「實際體驗、力行實踐、心身修練、接近本心」之靈氣精神極為相符。

2．心身一元

在「臼井原學會靈氣」中，會同時強調與重視身心與氣（靈氣）之間的關聯，亦即非常重視「心身一元」。因為人從出生到死亡，身與心都是一體兩面之物無法分割，因為心靈會影響身體，身體也會影響著心靈。透過鍛鍊或療癒心靈，就有可能克服身體的痛苦；相對地透過鍛鍊或強健身體，亦有可能克服精神性的問題。

在「臼井原學會靈氣」中，用來鍛鍊達到心身一元狀態的重要手法就是「原學會式發靈法」，其基礎亦是受此精神的影響。此發靈法是透過調整身體（調身）、調整呼吸（調息）、調整精神（調心）之方法，力圖保持呼吸安定、身心和諧與精神專注，而達到心身一元的狀態後，就自然會流動大量靈氣，使身心充滿豐沛的生命力，而能夠促進更多元氣與活力。

3．無我

「無我」是「臼井原學會靈氣」與禪精神之間非常顯見的共通點之一。禪講求的無我狀態，可看成是捨去一切知識與分別，讓身體與心靈都能夠與天地自然完全合一、同化與流動。

同樣地在「臼井原學會靈氣」中也同樣認為，人與生就具備能夠連結宇宙自然的靈氣管道，本就可以源源不絕地獲取來自於宇宙自然的靈氣，所以當人的念想或執念越能夠減少介入、就越能保持能無念、無想的「無我」狀態，此時的靈氣就會更加自然流動或增幅。雖然有些人會誤以為使用靈氣時，需要加上特殊的意念或觀想，但事實上反而會適得其反。

因為「無我」是心最真實的狀態，也是身體最真實的狀態。從生理學的角度來看，人身體內的所有細胞，大約經過七年左右就都會被完全更新，所以任何人都沒有永遠不變的身體，因此身體的本來面目其實是「無我」。而沒有形體的心更是如此，有時人會起善心、有時會起惡心，或是當立場、觀點不同時就會改變心念，所以說心的真實狀態也是「無我」。

4．他力本願．自力本願

禪精神與「臼井原學會靈氣」之間的共通點，還有「他力本願」與「自力本願」的觀念延伸。

佛教雖然有許多不同的派別，但同樣都是目標在達到跟佛陀一樣的開悟狀態，因此會出現不同的修行方式，大致上可分為兩類「他力本願」與「自力本願」。

他力本願是指，依靠佛家中的人格佛，例如藉由佛陀的本願力來如願以償。所謂本願力就是指「破無明長夜、滿眾生志願」的誓約，亦即幫助所有的眾生均能開悟，使得一切眾生都能獲得永恆幸福之誓約。此部分在「臼井原學會靈氣」中，可以見到的他力本願的類似概念，就是接受「靈授」、「特殊符文」等的內涵。

自力本願是指，依靠自身力量去累積每日的鍛鍊或修行，而達到開悟狀態。禪坐就是此自力本願的代表方法之一。此部分在「臼井原學會靈氣」中，就相當於「發靈法」、「五戒」、「念達」等的內涵。

本書第二章所介紹的源自於「臼井原學會靈氣（宗派靈氣®）」內之「五戒精神」、「淨心發靈法」、「丹田呼吸法」等，都與此內涵有著深入的關聯性。

五、道教：陰陽道

本處所說之「陰陽道」事實上與古代中國歷史中的陰陽五行思想有所不同，因為古代中國並不存在「陰陽道」此名詞，而源自於古代中國的陰陽五行思想，實際上是源自「陰陽家」與「五行家」的兩種不同的思想家。

「陰陽道」此名詞最早是出現於西元十世紀的古代日本（約略是平安時代：西元七九四至一一八五年左右）。在古代日本人心中，認為「天」是一個絕對的存在，所有世間發生的事情都是依據天意而來，而天意是一種會左右世間人事物的成敗或聚散的「氣（能量）」，因此透過觀察此種「氣（能量）」就能夠選擇順應或忤逆天意。

因此在古代日本內，具備能夠讀取天意的「氣（能量）」的特殊能力者，當時被稱之為「陰陽師」，而陰陽師所使用的「核心思想」與「技術系統」就被統稱為「陰陽道」。

（一）核心思想：氣

陰陽道雖是日本獨有的思想體系，但根本的核心理論還是源自於古代中國的「氣（能量）」思想。

古代中國從老莊思想以來就有「氣」的概念，認為「氣」是形成一切事物的源頭。

例如，春秋戰國時期的名著《莊子》知北遊內提到「生也死之徒，死也生之始，孰知其紀！人之生，氣之聚也；聚則為生，散則為死。若死生之徒，吾又何患！故萬物一也。」此段意思就是：生是死的同類，死是生的開始，誰能知道它們的端緒！人的誕生，是氣的聚合，氣的聚合形成生命，氣的離散便是死亡。如果死與生是同類相屬的，那麼對於死亡我又有什麼好憂患呢？所以，萬物說到底是同一的存在。

另一本名著《荀子》同樣提到：「水火有氣而無生，草木有生而無知，禽獸有知而無義，人有氣、有生、有知，亦且有義，故最為天下貴也。」此段意思就是：水、火有氣卻沒有生命，草木有生命卻沒有知覺，禽獸有知覺卻不講道義；人有氣、有生命、有知覺，而且講究道義，所以人是世間內最貴重優秀的存在。

以上的思想說明了「世間所有的事物都是由氣所組成，且生命的根源亦在於氣」的世界觀。所以不論是水火等無生物、植物、動物、或是人類，都是一樣由「氣」所組成，不同的只是在於是否具備「生命」而已。

日本到了西元七世紀時也開始傳入上述的「氣」思想，之後便根植於當時的領導階層與知識分子的思想內。他們開始認為世上的一切事物都是由「氣」而形成，並認為甚至連神、佛、靈魂、鬼魂、妖怪、邪氣或天地變化等，都是源自於「氣」，因此會用「氣」思想，來解釋或處理世上所有的現象，這就是日本陰陽道形成的大致始末。

（二）核心技術：咒文・咒符

當時在古代日本中，操作陰陽道思想或技術者中的大多數者，是身處於官方陰陽寮內的陰

陽師們。他們雖然也會具備許多不同的技能，如觀測天象、製作曆法、占卜祭祀等等，但在技術面上就以操作「咒文或咒符」為陰陽道的最大核心特色。

一提到的咒文或咒符的使用，或許就會令讀者們聯想到，在漫畫或動畫中登場的日本陰陽師「安倍晴明」，他會一邊在口中唸誦咒語，一邊用手來操作咒符或式神，而有效率地退治惡靈或妖邪的場景。

但是事實上「咒文或咒符」在日本的陰陽道中分為兩類，一是在祭祀時用於召喚神明出現所使用的稱之為「神符」。另一個則是用來操作「氣」或「靈（生命形式）」時所使用的稱之為「咒文或咒符」，它大多會是運用在治療疾病上，因為當時認為生病是身體的「氣」失調或異常，或是因為妖邪的惡作劇所以導致生病，所以需要藉由咒文或咒符，來改善或淨化身體內異常的「氣」或「靈（生命形式）」。

本書第二章所介紹的源自於「臼井原學會靈氣（宗派靈氣®）」內所使用的「遠距療法」、「第三個咒文（超越時空層次）」的諸多概念，與陰陽道之諸多內涵息息相關。

六、武士道：禪與儒教

根據新渡戶稻造的名著《武士道》所述，武士道主要受到儒教、神道、禪宗的影響。其中最重要的核心精神是與「禪宗」的信任命運與安心接受無常變化、及「儒教」的論述君臣、父子、夫婦、兄弟、朋友間的關係最為有關。

（一）武士階級

在臼井大師過世後，由繼任臼井原學會的第二代會長——牛田從三郎與其他門生們，為了敬佩與紀念臼井大師的功績，執筆撰寫並刻印成石碑的《臼井大師功德碑》中寫到「臼井大師名甕男，號曉帆，為岐阜縣山縣郡谷合村之人。祖先為千葉常胤，父方為胤氏、通稱宇佐衛門，母親為河合氏。」

此處所記錄的「常胤」就是在平安末期到鎌倉初期（約十二至十三世紀），在千葉縣附近非常活躍的武士家族的武將，因此其許多子孫在名字中都會取名有「胤」字。臼井大師的父親名字即是「胤氏」，是千葉常胤的後代，之後移居至岐阜。而岐阜又是自日本戰國時代以來，武士各家之兵家必爭之地，所以臼井大師在血統與地緣上，都跟武士階級有著極深的淵源。

因此臼井大師本人會受到武士道精神的影響也是理所當然的事，而且支持著日本人的道德觀、死生觀或美意識的重要基礎中，武士道精神亦為其中之一。

（二）禪與武士道

禪宗傳入日本時，當時的平安時代（皇朝貴族為主）已告結束，接著就是由新的統治階級的幕府政權（武士階級）取得統治權。由於禪宗樸實無華的「極簡」觀，以及認為任何事物或生命都無法永遠存在的「無常」觀，極為符合每日需要面對生死戰鬥的武士們，因為對武士們來說，現實世界就是隨時可能會失去生命的無常。

所以在武士階級當權的時代中，禪精神中的「極簡觀」、「無常觀」特別受到武士階級的熱烈支持而大量成為信眾，成為武士道精神內之重要元素。日本的武士政權社會，總共歷經了鎌倉幕府、室町幕府、德川幕府之數代的長達約六百八十多年之久。因此即使到了今天，武士道精神對日本社會中各領域、階層、日常生活、思想價值等，依然存在著深厚的影響力。

（三）儒教與武士道

順便一提，儒教在武士道精神的相關元素，可分三個層次與十七個元素。注重順序從低層次往高層次排列，依序為最高是「名譽」、其次是「信、仁、智、勇」、再其次才是「禮、忠、義」。

- 名譽：比生命更重要之德行。不願有「恥」。
- 禮：關懷體察他人的心。
- 忠：對上位者的服從與忠實。
- 義：憎恨卑鄙或不正的事情。
- 信：一言九鼎決不食言。
- 仁：對弱者體貼與同情。
- 智：同時具備知識與睿智。
- 勇：為了正義敢於採取行動。

本書第二章所介紹的源自於「臼井原學會靈氣（宗派靈氣®）」內的許多概念，或多或少都受到此精神文明的延伸影響。

第二章　傳統日本靈氣

此處所論述的「日本靈氣」，是定義在以臼井大師本人所創立的「臼井原學會・臼井原學會靈氣」之內涵作為說明主軸。

本章與全書中所論述的相關「臼井原學會・臼井原學會靈氣」之內容，已取得臼井原學會內有志推廣的會員們之應允與協助，目前已註冊商標為「宗派靈氣®」，以避免與類似名稱之靈氣系統或團體混淆，並維持與保護內容的純正。

因此本書中提到的有關靈氣方面的核心理論、原理、架構、手法等，均屬於「宗派靈氣®」之精要彙整，亦是承繼了「臼井原學會」內保存至今日的許多內容而來，另外更加上本人長年以來的大量實踐經驗、鑽研各派資料、融合親身的實證、經驗、訪談紀錄等，而將實存、有效與實用的內容系統化後，建構成最適合現代人學習的靈氣系統。

一、何謂靈氣

東方人在很早就對存在於宇宙自然的「氣」有非常深刻的體認，認為萬物的生長、發展、運動、變化等、甚至是人體身心種種的生命活動，均是以「氣」為原動力。這種維持生物生命

的「氣」，即是本書所稱的「靈氣（生命能量）」。

當靈氣（生命能量）處於正常流動狀態時，則身心的一切都會充滿秩序與穩定；相反地若是產生混亂或失去一定的規律時，就容易失衡或導致身心疾病等問題發生。當「靈氣（生命能量）」充沛飽滿時，人的身體就會感覺充滿活力、臉上氣色充滿光澤與笑容、性格開朗充滿希望、做事積極樂觀、生活中也充滿事事順利的良好運氣。相反地若是「靈氣（生命能量）」低落或停滯時，不但人體內的老舊廢物不易排出、臉上氣色黯淡不佳、眼神會透露不安、表情憂傷抑鬱、做事提不起勁或拖拖拉拉等，在思想、情感與行動等各方面都容易朝向負面發展。

還有人體是由無數個細胞所組成，從單細胞生物演變到人，已經歷經了數十億年之久，因此在人體的細胞記憶內，儲存著數十億年以來的細胞記憶（潛能、潛意識），當使用靈氣時，就會促進喚醒、恢復或活化這些細胞記憶，而讓身體各種本有的潛能（自癒力、淨化力、排泄力等）恢復或增強，進而能促進身心靈各方面的健康。

（一）靈氣來源

靈氣是來自於宇宙自然的生命能量，而太陽是地球上最大的生命光源，所以是最大的靈氣來源。除此之外在大自然中的花草、樹木、溪流或海洋等，亦是靈氣的重要來源；特別是巨大的樹木、青翠的花草、清澈的活水等都會蘊藏著大量靈氣。

源自於宇宙自然中的靈氣，一般稱之為「外在靈氣（大宇宙）」，而在具備生命的生物體內（植物、動物、人類）也會具備靈氣，用以支持生命活動，此類的位於生物體內的靈氣，通常會稱之為「內在靈氣（小宇宙）」。

如上所述，大宇宙（宇宙自然）與小宇宙（人體內）都存在著靈氣，兩者之間的關係用比喻來說就是，大宇宙（宇宙自然）會充滿無限的靈氣就像是大海一樣，而小宇宙（人體）是存在於大海（靈氣）之內，亦即在人體周圍無時無刻都會充滿著無限量的大海（靈氣），所以當我們用雙手去撈起海水（靈氣）時，就可以說我們的雙手充滿海水（靈氣），但事實上海水（靈氣）卻是無時無刻、無限量地充滿在人的周圍。

因此當人體內的「靈氣（生命能量）」因為各式生命活動、日常思想或情緒活動不當而開始產生耗損時，若想要恢復、穩定或增進生命力，就必須連結宇宙自然的靈氣，亦即只要連結的管道流動順暢，則任何時刻都可以無限量地取用靈氣。

換句話來說，當我們的人體小宇宙與大宇宙之間沒有阻塞或隔閡時，源源不絕的靈氣就會持續不斷地流動進出人體，而能滋養身心靈各層面並帶來健康與幸福。

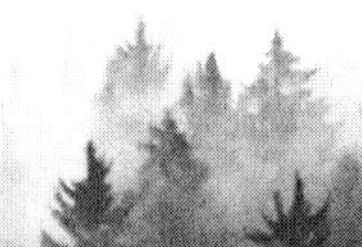

（二）靈氣效用

在「臼井原學會靈氣（宗派靈氣®）」中，主張人是一個綜合身心靈各面向的完整生命體，而在各面向或各部位之間，會透過「靈氣」進行非物質、肉眼不可視的交流。因此靈氣的質量高低會影響到人的氣血循環、免疫能力、自癒能力、內分泌等的生理層面；也會影響到人的心情、感覺或思考模式等的精神層面。

由於身心疾病的起因，要同時考量「身、心、靈」的面向，而靈氣可以作用到此三面向。

1．身體層面（身體、生理）

（1）提升自癒療能：預防疾病、保養身心、促進細胞或組織活力旺盛。

（2）平衡神經系統：安定睡眠、舒緩疼痛、消除疲勞、鎮靜情緒等。

（3）活化淋巴系統：增強體內的營養、生長、殺菌、抗毒之作用等。

（4）賦活胃腸功能：促進消化作用、免疫作用等。

（5）調節體內失衡：緩和肌肉緊張、安定呼吸、穩定血壓等。

（6）增進復原能力：瘀血、扭傷、脫臼、關節問題等發生時，協助消炎或鎮痛與復原。

（7）增進再生能力：火傷、刀切傷、燒燙傷等大小外傷時，促進人體再生能力，使缺損部分快速癒合或再生。

（8）加速新陳代謝及血液循環：利於代謝老舊廢物、增進內臟氣力或外在年輕活力等。

2．心理層面（心的習性與煩惱、個人性格、行為習慣）

（1）協助克服負面情緒。

（2）協助克服負面思想。

（3）改善困擾的內心習慣或癮頭。

（4）重建良好心智習慣。

（5）提升正面情感（感動、善良、寬大等）。

（6）提升逆境抗壓能力（堅強、無畏、勇氣、樂觀等）。

（7）協助個性維持安穩（自信、安定、接納等）。

（8）穩定冥想狀態（α 波：身心放鬆、θ 波：連結潛意識等）。

3．靈性層面（精神統一、靈性進化、優化人生）

（1）積極正向思考、勇於創造新生活、認知生命有意義。

（2）開展天賦潛能（療癒力、直覺力、心想事成力等）。
（3）人際關係良好且幸福感常在，明顯運氣上升。
（4）對於波動、能量、藝術等細膩世界更為敏感。
（5）感受到與自然宇宙的連結或互動。

二、臼井原學會靈氣

日本是使用「靈氣」一詞的起源國家，最早出現在日本是始於一九二〇年代。此時正值日本的大正時代（一九一二至一九二六年），亦是靈氣作為一種能量療法，正式登上療法檯面的年代。時至今日「靈氣（Reiki）」此名詞，不論在華語或其他西方世界中，都已是日常可見。

日本從古代以來，就有稱為「手末道（日文：TANANOSUE）」的雙手療法。「手末（TANANOSUE）」是日文漢字而來，意思是指手尖或指尖的意思。另外日文中有個相當於「治療」的漢字，稱為「手当（發音：TE ATE）」，字面之意思是指「用手對疾病或傷口進行處理」之意。從此可看出在日本文化中，早已認為治療的本質在於「肌膚的接觸（用手觸摸）」。

而且無論古今中外，在世界各地都可以看到類似此類的雙手療法的蹤跡，這可說是人類最原始醫療的形式之一，此點亦是「臼井原學會靈氣（宗派靈氣®）」的最大特徵。

（一）臼井原學會．臼井原學會靈氣

在臼井大師生存時代的日本（一九〇〇年代的明治末期至一九三〇年代的昭和初期），正是被日本民間稱為「靈術、療術」的民間療法、心靈研究、療法療術、新興宗教團體等的全盛活躍黃金時期，因此很常見到「〇〇氣療法（例如：心身強健養氣療法、心身鍛鍊養氣療法）」等的名稱。

所以在臼井大師創立了「臼井原學會」之當時，靈氣已經是一個極為普遍的用語，也有許多人都會使用「靈氣」一詞，因此臼井大師就將自創的靈氣系統，冠上自身的姓氏而稱之為「臼井靈氣」（本書定義名稱：臼井原學會靈氣），並對外進行公開傳授。

爾後「臼井原學會靈氣」因為極為有效而聲名大譟，所以當代人們稱臼井大師為靈氣的中興肇祖，臼井大師的「靈氣肇祖」之名就是因此而來。這是因為一度被認為衰退不振、已經過時而被遺棄的靈氣療法，藉由臼井大師的重新發現與再度系統化，而再度被中興起來之意。

（二）二次大戰後至今

二次大戰前，即臼井大師活躍的明治－大正－昭和初期（一八六八至一九三〇左右），正是日本國內提倡「精神・心理・心靈療法或療術等」的健康法如過江之鯽出現之時，因此是民間療法、精神療法、各式自然療法或療術、新興宗教團體等的全盛活躍黃金時期，而這些會蔚為風潮的緣故，事實上最初是為了要弭補西洋近代醫學之不足，還有因應一般大眾對於醫療的不同需求。所以在當時當局一度默認與任其自由發展，而「臼井原學會靈氣」就是當年存在的諸多療法或療術中之一。

「臼井原學會靈氣」在日本近代史中，可說是一個非常代表性的存在。因為它既具備近代普遍的性質，亦即將身心的知識系統化，但卻又同時內涵著開發人體潛能或神祕力量的特質，這就是受到上述時代背景所影響的緣故。

在二次大戰結束後，靈氣開始經由許多路徑擴散至世界各地。然而卻在擴散過程中，內容產生了許多掉落、誤傳、添加或橫生枝節，雖然已與原始的「臼井原學會靈氣」相去甚遠且名不符實，但還是以「臼井靈氣」之名稱，成為靈氣療法的代表名號而聞名世界至今。

由於在二次大戰時，東京是日本首都因而遭到劇烈的空襲，所以當年位於東京的「臼井原學會」的許多建物或資料都遭到燒毀或破壞。即使如此，在戰後數十年的今日，此「臼井原學會」依然存在，而且目前也以各式各樣的現代形式，與日本國內外人士，均會進行相關靈氣交流。以下便是傳承至今日的各代會長。

肇祖：臼井甕男（會長、一九二二至一九二六年）

二代：牛田從三郎（會長、海軍少將，一九二六至一九三五年）

三代：武富咸一（會長、海軍少將，一九三五至一九四六年）

四代：渡邊義治（會長、高岡高校教諭，一九四六至一九四六年）

五代：和波豊一（會長、海軍中將，一九四六至一九六六年）

六代：小山君子（會長、主婦，一九六六至一九九八年）

七代：近藤正毅（會長、大學名譽教授，一九九八至二〇一〇年）

八代：高橋一太（會長、技術者，二〇一〇起至今）

本書主軸是將重心置於「臼井原學會靈氣（宗派靈氣®）」之說明上，以提供更多的相關且深入的實用內容，期待能夠真正利益在實踐層面。因此若是想要了解更多有關「靈氣流派發展」的內容，請參考本人著作《靈氣的世界》第一章，內有詳盡說明。

三、宗派靈氣®：臼井原學會核心

由於靈氣具備完全無副作用、無侵入性、無致死量之特性，因此不論男女老幼、或在一生中任何時期（懷孕、成長、生病、調養、年老等），均可使用靈氣進行療癒，而且即使在接受其他療法中（西洋醫學、東洋醫學、民間各式醫療或療法），亦可以長期並安全地使用在預防疾病、身心保健、輔助醫療或日常照護上。

本章中所提到的有關靈氣方面的核心理論、原理、架構、手法等，均屬於「宗派靈氣®」之精要彙整，亦是承繼了「臼井原學會」內保存至今日的許多內容而來，包含了由各代會長、會員們保存至今的許多珍貴內容、經驗、實證等，並與「第一章日本精神文明與靈氣」中所提到的內涵息息相關，因此非常不同於其他靈氣系統。

以下的章節會提供給對「臼井原學會靈氣（宗派靈氣®）」有興趣的讀者們更多的資訊與理解。但由於篇幅有限且屬於正式版權之課程內容，因此僅將核心論述、基本概念、整體架構以簡潔文字進行描述。若有興趣學習者，歡迎參考具備正式版權之「宗派靈氣®」。

（一）肉體層面（身）

東洋人的養生智慧中，治病並非等生病了才進行處理，而是要在病芽尚未長成時就要先予以摘除，而靈氣最大實用價值之一就是「預防重於治療」，亦即早期的預防未發疾病（未病），比發病後的治療還要重要。

1．病源療法（預防與改善）

當身體出現某些的輕微變化或狀況時，人體會感應而發出異常警訊（如疼痛、肌肉張力變化、電磁場變化等），所以運用相關靈氣手法，就可以幫助早期判定身體狀況。若在早期出現徵兆時置之不理，則拖久之後就容易會釀成實際疾病。因此所謂預防重於治療，就是要早期察覺異常警訊，在實體疾病尚未出現之前，就盡快進行適當處置，便可以將之化為無形，而防範於未然。

「宗派靈氣®」內有一個用於早期預防疾病之核心手法，稱之為「病源療法」。此內容不但可以運用在舒緩或改善身體不適，亦可幫助提早察覺或感知問題所在處，在「早期未病」階段就能夠先行進行處置，而可以達到預防的效果。

2．新陳代謝法（促進氣血循環）

氣血循環幾乎與所有的身心病症都會有關係。若是氣血循環強穩而能繞行全身無礙時，便能夠協助各組織獲得養分、去除老舊雜質。

氣血循環的優劣，會引發不同的身心狀況，常見狀況如：

（1）氣虛

因為氣會儲存在丹田，所以當氣虛時，首先就會出現胃腸不適，也會造成血液不足，而容易導致身體倦怠、沒有活力、容易感冒、呼吸不順、手腳冰冷、新陳代謝不良、不想吃早餐、懷憂喪志、三分鐘熱度、失去活動慾望等的諸多的身心狀況出現。若可以改善氣虛問題時，則會幫助血液量增加，許多不適症狀也會隨之獲得改善。

（2）血虛

肝臟是全身血液聚集最多的臟器，而且肝臟功能與眼睛相通，所以當血虛時很容易就會有眼睛疼痛等問題。除此之外，女性容易出現婦科問題、心悸、臉色蒼白、肌膚粗糙、白髮多、易老化、貧血、失眠、耳鳴、沒有自信、經常不安等的身心狀況時，也可能與血虛有關。

（3）氣滯與血瘀

當長期處於過大壓力時，身體內部的氣循環就會容易停滯（氣滯）。再加上腦部的下視丘受到過度刺激，就會導致自律神經失衡，而促使體內分泌大量壓力荷爾蒙，因此會造成血管收縮而影響血液流動（血瘀）。所以當氣滯、血瘀時，常常會出現重複性便祕與腹瀉、肩膀僵硬、胸悶、生理痛、臉色暗沉、抗壓力差、容易憂慮、焦躁、情緒不安定、難以控制情緒等的身心狀況出現。

「宗派靈氣®」內，有三類促進人體新陳代謝的手法：背部法、收善法、新陳代謝法。這些手法是為了能夠讓靈氣滲透至身體深層處，以促進氣血運行、毒素排出，並會有穩定精神、安定身體等效果。

3．三大萬用手法（快速療養效果）

「宗派靈氣®」內，有根據靈氣特性而來的精要手法，稱之為三大萬用手法。此三大手法與所有身心不適狀況均有相關，因此幾乎所有的不適症狀都可以運用此三大手法，而能夠快速掌握要點並獲得淨化或改善，是一組具備高效率的靈氣手法。

特別是當頭部不適時，常常容易伴隨著其他症狀出現，如噁心、眼睛痛、耳鳴等，透過三大手法，將能夠有效快速地進行全面性的輔助療癒。還有在慢性病或惡性疾病中，通常從罹病到發病之間往往會經過一段潛伏期，若是能夠耐心地使用這些手法，則可以逐漸改善虛弱或易病體質。另外對於身心較為穩定或健康者，更可以用來預防疾病與提升自癒力。

4．丹田呼吸法（安定身心）

丹田呼吸可以有效促進身體、腦部、精神層面之改善與提升。特別是當人一感覺到強烈不安時，腦內扁桃體（控制害怕與壓力）就會過度反應，而會引起全身分泌大量的壓力荷爾蒙，長期下來就容易損害腦部的神經細胞。經過許多調查發現，扁桃體的腦波與呼吸完全一致，當恐懼或壓力大時，扁桃體的波型與呼吸會同時加速，因此藉由有意識地控制放慢呼吸時，會讓扁桃體的腦波也減緩，而內心的不安也將能夠獲得緩解。

將意識置於肚臍下方之丹田處而進行丹田呼吸法時，隨著時間的經過將能逐漸感受到身體會變得越來越輕盈、或身體產生微微的溫熱。此時就是體內的新陳代謝或循環系統受到活化，而開始協助消除壓力而來的疲勞雜質，並會逐漸讓人感到爽朗與安詳。

運用丹田呼吸法，能夠幫助吸入更大量的氧氣進入體內，而且在將呼吸時間拉長的過程中，會讓氧氣遍佈全身而促進氣血流動與刺激內臟，所以也能夠達到活化新陳代謝的效果。時常進行丹田呼吸時，會對胃腸健康、血液循環、心肺功能、情緒問題、睡眠問題、疲勞問題等，帶來許多正面的幫助，這也是東洋療法中常見的養生手法。

「宗派靈氣®」內，在鍛鍊精神統一或發動靈氣時，所使用的就是丹田呼吸法。進行丹田呼吸法時，吸氣時讓氣充滿丹田，吐氣時完全吐出讓丹田完全縮入，在過程中盡量安靜且緩慢地吸氣與吐氣，將可以獲得最大效果。

（二）精神層面（心）

人會因為自己的心靈的感受而決定幸或不幸，這是屬於人的生命功能之一。當覺得不幸時就會開始產生煩惱。自古以來就流傳著疾病是由「心（精神）」而來的說法，當然這在今日也獲得的科學上的證實。

比如說，許多的研究結果或報告證實，個性陰暗的人會比個性開朗的人還要容易罹患癌症；罹患癌症患者的精神狀態不同，也會出現不同的存活率。

這些都是因為疾病的部分原因雖然來自於肉體，但大半以上可說都是源自於心（精神）的狀態而來。因為「心」是身體的指揮官，雖然我們一般人都受限於五感與肉體，以為品嚐食物的是用舌頭嚐、聽音樂的是耳朵聽、看環境是眼睛看；但若是心不在當下，則無法感受食物味道、無法聽到聲音、也無法看到外在環境。所以事實上「心」比我們想像中，更影響我們的身體健康，因此包括身體的使用方式、頭腦的使用方式、食物的選擇等，都會與「心」息息相關。

將身心健康的重心置放於「心」的層面，可說是東洋哲學睿智中所衍生出來的獨特健康法。

1．心身一元

心身一元論是指，心與身本為一體兩面。人不僅是具備了可視的肉體層面，同時還具備了不可視的心的層面，因此可說所有的肉體疾病都必定與心有關聯。

很多的疾病原因可能是來自於心的層面，並非單純來自於肉體層面。例如最常見的負面情緒或負面意識（憤怒、恐懼、怨恨、嫉妒、焦躁等），容易成為慢性病的誘發原因。所以若是無法從改善心的層面著手，就容易導致肉體病症不斷重複出現而較難獲得真正的改善。

因此若能夠深入了解心與身之間的關聯，有時在佐以處理心的問題之後，也會見到肉體上的慢性或惡性疾病等都會逐漸獲得改善。

2．精神統一

靈氣是「精神統一」後的產物，所以靈氣是否發動或質量高低，完全取決精神統一狀態。亦即當越能達到精神統一時，則靈氣就會更為流動，質量也會更為純淨與強大。

當能夠順利發動大量靈氣時，身體常會出現手心或手指紅潤或溫熱、心跳與呼吸逐漸安定、體溫舒適微昇等身體層面的具體感受，有時也會出現能量在體內流動感、或產生有些身體部位出現麻、癢或痛、涼的等的感覺，這些都是因為發動靈氣後，會促進體內的氣血循環所自然發生的現象。另外，當發動大量靈氣時，也有可能會讓腦波、心理狀態產生變化，而讓人感到放鬆或愉悅。

人雖然生來就具備靈氣，但因為我們身處於人類社會中，每日需要面臨許多生存競爭、複雜的人際交往等，因此心中很容易產生許多煩惱、慾望、焦慮、憤恨、悲傷等，會時而迷網、時而執著、時而搖擺不定等，而容易使身心失去平衡，也會讓自身的靈氣（生命能量）大量流失或滯留阻礙，結果不但會讓免疫力、自癒力難以發動，也容易累積雜質或廢物而成為身心疾病的原因。

「宗派靈氣®」內，有教導促進精神統一的鍛鍊法，稱之為「淨心發靈法」。目的就是協助讓人與生俱來的靈氣潛能，可以重新被喚醒或啟動，而能夠發動大量純淨與強大的靈氣，用於預防或改善自他的身心狀況。

3．五戒

「宗派靈氣®」內，亦忠實傳承「臼井原學會」內所使用的五戒訓示。「五戒」是每日用來砥礪精神之詞句，目的是磨練與提升自身的身心健康，進而對家庭、社會、國家、世界提出貢獻。若是每日都能透過實踐五戒與鍛鍊精神統一，就能協助自癒能力更加甦醒，而能使用於預防或改善自他的身心狀況。

五戒日文原文：今日たけは、怒るな、心配すな、感謝して、業を励め、人に親切に。

五戒中文譯文：就在今日、勿動怒、勿擔憂、心懷感謝、精進課業、待人親切。

若想要更深入了解「臼井原學會」內使用之五戒教導，請參考本人著作《靈氣的世界》第三章，內有詳盡說明。

4．念達法

念達法就是操作「心念」能力之方法。在二十世紀時已由科學家證實「心念」確實存在，而且會帶來影響現實的力量。此手法是透過有意識地將能量與意識引導至理想的新未來，幫助創造出更美好的心靈與新生活之方式。

具體的原理可從腦科學中理解，因為近年來腦科學已經證實言語會改變腦與心，其中最重要的關鍵就是腦內的鏡細胞（模仿細胞），它是會理解情報意義的細胞，可以理解人的言語意思並做出反應，因而會對人的心靈帶來莫大的影響。

「宗派靈氣®」內，會運用「念達法」作為一種協助改善潛意識、幫助提升靈氣療效的方法。若是症狀尚屬輕微者，只需要每次在施作靈氣之前使用即可。用於自我療癒時，一天中使用正確念達法，在早中晚各進行一次，每次約一至三分鐘左右，則會對人的潛意識產生很大的正面作用。具體有三類手法可供運用。但由於是屬於「宗派靈氣®」之課程內容，所以僅簡潔說明如下：

（1）鎮心法：協助整理情緒，並對心帶來漸進式的改善。

（2）知性法：協助心智重塑，有助於提升各種知性能力。

（3）丹念法：協助身體毒素的排出與淨化，有助增加身心元氣。

5．精神療法

用於協助克服負面的心的慣性、習性、癮頭、情緒、性格、行為或思想等問題，幫助個人積極重建正面人生並勇於開創新生活。因為身心本為一體兩面，此手法在心的問題或煩惱之外，亦會有助於身體層面的改善，並且對於開展天賦潛能（療癒力、直覺力、心想事成力等）、促進氣運上昇等，都會產生正面的加乘效果。

6．獨家符文、咒文

「符文、咒文」是從古自今的東洋文化內常見之物。使用「符文、咒文」的原理是在於當發出特定的音聲波動、或使用特殊的符號型式，就會促使某種神祕的潛能或力量覺醒或啟動。這在西洋文化中也有相近概念之物，如常見的發音獨特的魔法咒語（spell）、或唱誦固定音律的聖歌（chant）等都是屬於此類型。此概念不屬於物質世界，而是屬於心的層面或不可視世界的操作。

「宗派靈氣®」內的所有的「符文、咒文」均是源自於「臼井原學會」內之原傳而來，亦是屬於「宗派靈氣®」之正式版權內容，需要經過實際的特定靈授方法（原學會式點化）後，便能正式有效啟動與實際使用。所以此處不刊載任何「符文、咒文」，僅以文字簡述如下：

（1）「宗派靈氣®」第一個符文（肉體療法層次）：將靈氣導入現實界，協助快速發出強大靈氣，以利緩和或改善身體層面。有數種運用方式。此符文與神道思想有關。

（2）「宗派靈氣®」第二個符文（精神療法層次）：運用特定操作方式，進行改善精神（心）層面的問題，幫助解消內心煩惱、增進思想穩健、並提升內心幸福感。有數種運用方式。此符文與臼井大師家族內世代信奉的佛教淨土宗思想有關。

（3）「宗派靈氣®」第三個咒文（遠距療法層次）：運用特定操作手法，當被施作者無法來到現場時，不受限於時空均可使用、或自我靈氣時使用。此符文與道家或陰陽道思想有關，主要是將人的某種生命形式與替代物之間進行連結，而替代作為接受祝福、開運或淨化、除厄之用。

（三）遠距層面

「宗派靈氣®」內，會教授運用「遠距法」提供給無法至現場，進行面對面靈氣療癒者，是一個不受限於時空的方法。而且使用此「遠距法」所進行施作靈氣的效果與距離遠近無關，並且不亞於現場施作效果。所以無論是身處何處均能夠展現實效。即使是在接受外科手術前、手術中、手術後等時，均可運用此手法施作靈氣作為輔助療癒。從無數次的實際經驗來看，特別是對於協助減輕疼痛、復原再生、恐懼感消失等都有很不錯的成效。

此方法是一種非常方便的方法，但須注意操作遠距法的重點二要素：亦即必須調整成「心腦和諧」狀態、並能將療癒「意圖明確化」時，則就會使靈氣能量在高品質的狀態下，不論距離遠近都能夠發揮效用。若缺少此內涵，則難以影響物質世界，而會讓能量狀態越來越缺乏力量，而導致效果不佳。以上「重點二要素」的調整手法，亦屬於「宗派靈氣®」之內容，在此省略不再詳述。

另外建議可將「遠距法」在下列狀況下選用：

1．無法前來現場者、需要增加施作靈氣時間者（如長期慢性或惡性病者）。

2．彌補現場施作靈氣時間不足之搭配選項。當出現時間壓力，致使施作者或被施作者不得不中斷時，可以另行約定方便時間，繼續運用遠距法進行接續，可使療癒不會因為受限於時間或空間，導致間隔過久而影響或降低效果。

3．此法不僅可以為他人施作，亦可方便自身使用。例如：自己的手較難碰觸到的自身部位（如背後或身體不便時）、或不便碰觸的燒燙傷等傷口、或是需要對自己施作一段較長時間時，都是遠距法發揮效用之時。

（四）靈授

「靈授」是用於促進快速發動靈氣或提升靈氣質量之方法。若能從具備靈氣充沛者處，接受越多次的靈授，則靈氣質量將會更為提升。

「宗派靈氣®」內，所進行的靈授是源自於「臼井原學會」之原始靈授手法，課程中會進行五次，每次靈授時分為兩個階段，除了進行靈氣管道的啟動外，並需要轉印相關的符文與咒文，因此能夠幫助學習者，快速啟動並獲得高品質的大量靈氣。具體的靈授過程，由於屬於「宗派靈氣®」課程內容，在此省略不多做詳述。

特別要說明的是，為何臼井大師在當年過世之前，僅挑選「有限人數（二十人）」傳授靈授方法而已。這是因為若是經由一位靈氣質量均佳的教師進行「靈授（點化）」才能夠真正協助他人，快速發動靈氣或增進靈氣質量，而這也是靈氣課程付費之價值重點。

因此，為他人進行「靈授（點化）」者（教師），若在日常生活中缺乏真實的體會經驗、或情緒問題多、思想混亂無章、人品性格偏頗等等，則可判定其靈氣質量必然會受到影響或阻礙，亦即質不精且量寡少，則其所進行的靈授或療癒，幾乎只是徒具形式而已，並無法真實使人從中獲益，因此必須慎選教師之原因在此。

（五）宗派靈氣發靈法

此發靈法是源自於「臼井原學會」而來，用於促進精神統一而能夠大量發動靈氣，亦會有助於強健身體與穩定精神。

具體上有數種手法可供運用（個人發靈法與團體發靈法），由於亦屬於「宗派靈氣®」內容，在此省略不多做詳述。

（六）富田魁二發靈法

在此提供另一個公開流傳的名為「富田流：五日發靈鍛鍊法」（原名：富田魁二之五日修養法）。

富田魁二本來就是臼井大師的門生，但在臼井大師逝世後，便從臼井原學會獨立出去，另外創立新的靈氣教派「富田流」。由於富田魁二所施作的靈氣，往往都會帶來驚異的治癒效果，所以當年被人譽稱為「最高治癒率」的名術家。此處所提供的方法就是由「富田魁二」留下來的書面記載之鍛鍊方法。要約整理如下：

1．進行時間

連續進行五日。

2．前置作業

重點放在中央脊柱的調整上（前後左右及傾斜運動），可稍微活動一下身體，讓身體避免過於僵硬，柔軟脊柱是重點。環境方面應盡量選擇安靜與清淨的空間為首選。時間方面盡量選擇不被他人或俗務打擾的時間為佳。

3．步驟

（1）靜坐

・坐姿：一般椅子、日式跪姿、單盤或雙盤均可。重點是挺直脊椎，勿壓迫到丹田。

・閉眼：眼睛先低看向前方大約一公尺處後，再安靜輕閉雙眼。

・呼吸：採用鼻吸鼻吐的自然腹式呼吸。吸氣時每次都吸飽氣至充滿下腹部，吐氣時每次都吐到底為止。吸氣與吐氣之間可以屏息停數秒。調整呼吸之後便可接續以下合掌動作。

（2）合掌

・合掌：各指間輕鬆緊閉但不要留有空隙，接著將左右兩手掌合掌於眉心位置（勿高過眉

心、勿低於肋骨）。當雙手合掌於此處時，心中便會自然升起虔敬、謙恭之心，並能夠將精神力量集中在雙手內，就能集結靈氣至手掌心。

・肩臂方面，雙手上舉合掌時，肩膀與手臂切勿太過用力要盡量放鬆為佳，雙手臂位置勿距離身體過遠或過近，以利長時間維持正三角形之適當姿勢為要。

（3）靜坐合掌：連續五日，每日如下時間長度

第一日：靜坐合掌三十分鐘。

第二日：靜坐合掌三十分鐘。

第三日：靜坐合掌四十分鐘。

第四日：靜坐合掌四十分鐘。

第五日：靜坐合掌二十分鐘。

若是想要更深入了解其他有關發動靈氣之「發靈法」者，請參考本人著作《靈氣的世界》第二章，內有詳盡說明。

本章是提供給想要深入理解日本靈氣者更多的情報，但是由於篇幅有限，而且有許多內容是屬於「宗派靈氣®」課程之正式內容，因此僅提供精要架構。若有興趣進行正式學習者，歡迎參考作者官網內之「宗派靈氣®」相關情報。

●宗派靈氣®：https://spiritualmapforfreedom.com

●Email：viviansemi nar@gmail.com

第三章　靈氣與療癒

本章中會接著論述，在使用靈氣療法時，實際需要掌握的重要理論核心；並且提供在一般生活中，能夠方便實踐的兩類療癒指引：「日常療癒指引」及「五臟療癒指引」。希望能夠提供給所有靈氣實踐者、有志養生者、相關療法研究者或一般讀者朋友們，在運用靈氣作為日常療養用時（療癒與養生），能夠更增進效率。

一、自癒能力

所謂靈氣療法，就是透過人的身體，接收源自於宇宙自然的靈氣，經由傳遞給他人或增進流動在自身之內時，便能夠讓人體內處於無意識或冬眠狀態下的「自癒能力」啟動或更加活躍。自癒能力是我們人體內最偉大的潛能，使用靈氣能夠讓我們自身的潛能獲得最大的活化。

由於靈氣療法是運用人人與生俱備的靈氣，來促進人體自癒能力的啟動，所以不但是一種完全無副作用、無侵入性、無致死量之自然療法，亦能夠在日常生活或人生中各個階段中，將之使用於預防疾病或保健身心。在進行靈氣療法過程中，通常會伴隨著「病源反應」、「淨化作用」、「好轉反應」等出現，而更加能夠活化自癒能力。因此除了壽命大限已到之外，即使面對惡性或長期、慢性疾病，雖然無法確定是否能夠完全治癒，但是都可以安全、長期地使用於減緩身心不適症狀、協助改善或治癒疾病。

靈氣療法最大特徵之一就是提升「自癒能力」。有關自癒能力可以概略分成三大機能：

（一）維持恆常機制

此方面是指，維持身體的正常機能或保持平衡狀態。如隨著環境變化，神經或賀爾蒙系統就會因應變化而進行調整（體溫、血液、血糖值等），以保持身體的正常或平衡狀態。

（二）自我防禦機制

最常看到的就是，當細菌或病毒等外部異物入侵體內時，身體就會發動自我防禦的功能，而保護身體不受侵害。

（三）自我再生機制

此方面是指，修復受傷細胞、或更換舊細胞成新細胞的功能。

人人與生俱來都有自癒能力，而且真正能夠對抗或治癒身心疾病與傷害的，就只有自身的自癒能力。唯有當人體的自癒能力啟動或活化時，所使用的各式各樣的治療手段（藥物、食物、療法等）才會隨之開始奏效。事實上任何的藥品、醫療或療法只是治癒的「助力」，而是治癒的「主力」始終都是人體的自癒能力。所以人人都有能力治癒自己的身心，亦是自己身心健康的絕對負責人。

二、病源理論

（一）有關病源

當某種症狀發生時（如頭痛、發熱、嘔吐等），通常我們都會將專注力放到消除表面症狀上，但事實上卻是因為底層有「病源（病根、病灶）」存在，所以表層才會產生「症狀」。若想要一勞永逸的話，就必須徹底消除底層的「病源」，才能獲得真正的治癒。

因此治癒疾病的重點，應該是放在針對「病源」進行處理，若只是一味地依賴使用解熱劑、止痛藥等的外在藥物或物質等時，事實上只能暫時消除表面症狀，並無法獲得真正的治癒。

（二）病源反應

靈氣療法的重要核心就是，感知「病源所在」處後，並施作靈氣直至「病源反應」消失。

當在施作靈氣時，會將手置放於自己或他人的患部上，在經過一段時間後，則會發現雙手（或身體）開始感知到各式各樣的細微感覺，這是一種源自於生命力之自然反應，在此稱為「病源反應」。當患部尚未完全恢復正常時，便會一直不斷地產生「病源反應」來告知尚須療癒，當病源反應逐漸舒緩或消失時，便是該部位獲得緩解或恢復健康之時。

這是因為當出現故障的患部（生命力過於低弱，而無法執行正常功能），在接受靈氣後會產生各種反應，而我們可將此類反應看作是一種回饋訊號，是用來告知接受靈氣後的復原程度，亦即想要得知復原狀態如何，透過使用雙手（或身體）的感知能力就是最佳的利器。

因此越是能夠儘早讓雙手（或身體）感知到來自於患部的「病源反應」時，則越能早期掌握療癒先機，而配合盡快施作靈氣後，就能防範疾病於未發前。

有關病源反應的八種類型、雙手感知力等問題的詳盡說明，請參考本人著作《靈氣的世界》第三章，內有詳盡說明。

三、淨化作用

淨化作用亦稱之為排毒，它是諸多東洋療法中的重中之重。通常與人體本身有關的毒素，有如：身體上火（口乾、口臭、流鼻血等）、濕氣（腹瀉、水腫、皮膚病等）、瘀血（刺痛、瘀青等）、藥物（副作用等）、情緒（憤怒、憂傷、不安等）、宿便、中毒（食物過敏、腐敗等）等，這些都是屬於人體需要排毒的類型。

另外在環境中也會存在對人體帶來巨大影響的毒素，有如：空氣（霧霾、空污等）、飲水（工業廢水、污水等）、食品（食品添加物、化學農藥等）、日用品（洗髮精、洗衣精等的經皮毒素）等，亦需要經由人體排毒來清除。

當開始施作靈氣時，而使大量靈氣進入體內之後，會讓身體啟動淨化作用。

四、好轉反應

（一）副作用

所謂副作用，就是如吃了感冒藥之後，會引發胃不舒服的狀況等。亦即在患部以外產生了不良的反應，就稱之為副作用。

（二）何謂好轉反應

「好轉反應」與「副作用」不同。「好轉反應」是指在施作靈氣後，有時會出現該症狀或部位比施作前更為嚴重，或並沒有立即恢復正常的狀況，如發高燒時變得更為燒燙、耳朵發炎時變得更為疼痛、傷口割傷時變得更劇烈疼痛等等，這些大多是靈氣的「好轉反應」之展現方式，所以並無須太過於擔心。

因為在施作靈氣後，體內的細胞會開始被淨化或賦活，而會自動想將引發疾病或傷害的雜質排出體外，當被排出的雜質去接觸到器官或皮膚等時，就會使人產生不適症狀（如疲累、無力、酸麻、疼痛、咳嗽、暈眩、噁心、腹瀉、尿多等），這正是身體開始恢復健康的契機。因此在施作靈氣的期間，不稱這些反應為疾病症狀，而會稱之為「好轉反應」。

當為他人施作靈氣時，務必事先告知有可能會有上述的好轉反應出現。有些人的好轉反應，會在當下或當日就消失，但是有些人可能會因為經年累月累積了過多雜質，也有可能持續數日。另外也有些慢性病患會在接受靈氣一段時間而達到穩定後，有時還會出現一些急性反應症狀，但都會逐漸穩定下來。還有針對神經痛或風濕等症狀施作靈氣時，實際上常會見到出現二至三天的急性劇痛現象，但這並非是狀況惡化，反而是在出現好轉反應後，將會更有助於疾病的治癒。

基本上自癒能力、淨化作用、好轉反應此三者的本質完全相同。當自癒療力發動時，便會產生淨化作用、好轉反應；相對地當淨化作用、好轉反應不斷產生時，亦會促進自癒能力能更加活絡。

（三）好轉反應類型

在好轉反應中，假設同時有胃、腸和肝三個部位產生不適時，通常會從最差的部位開始產生好轉反應（不舒適），當最差的部位改善完畢後，身體就會自然感覺到下一個比較差的部位。常見的主要好轉反應類型，簡要歸類如下：

1．一般反應：頻尿

這就是因為施作靈氣後，隨之帶來血液的解毒，就會讓身體內的老舊廢物、有毒物質等，以液體尿液的方式排出體外。

2．過敏反應：倦怠、嗜睡、便祕、下痢、疼痛、腫痛、發汗等

常見於開始產生血液淨化時的反應。當受損的臟器機能，因為靈氣的進入而開始要恢復原有功能時，就會與其他的器官作用暫時發生拮抗，但經過一段時間後，就會自然穩定。

3．排泄反應：濕疹、皮疹、瘙癢、痤瘡、青春痘，皮膚變化、尿液顏色變化

這些反應是主要是因為排泄作用開始被活化或啟動，而產生的排毒現象。大多會出現在汗水、尿液、糞便和皮膚。

4．恢復反應：發燒，背痛，噁心，腹痛，倦怠

當血液循環不良的部位開始獲得改善時，污濁的血液會暫時匯聚在該部位的周遭，就會引發此類症狀。當血液逐漸獲得淨化並開始順利流動時，這些症狀就會慢慢地舒緩或消失。

（四）好轉徵兆類型

很多人會困惑於當出現某些不適症狀時，到底是屬於「好轉反應」或是屬於「惡化狀況」。這個判斷其實非常簡單，若是好轉反應的話，雖然會暫時出現令人不適的症狀，但是之後當事人的心情或身體感覺都會變得舒坦或輕鬆許多，這就是朝著正面改善的特徵，因此可判定是好轉反應。

在施作靈氣後，因為自癒能力發動而會促進淨化作用與好轉反應出現。所以在經過一段時間或數日後，若覺得以下狀態逐漸出現，便不用過於擔心是惡化，而應是身體逐漸獲得治癒的前兆。以下列出常見的即將恢復健康的好轉徵兆類型，以供日常判斷參考。

- 心情變佳及頭腦清晰。
- 消除疲勞或活力湧現。
- 呼吸更為安穩細長。
- 夜晚能夠熟睡或安睡。
- 消化作用旺盛而食慾增加。
- 身體僵硬處逐漸消失。
- 體溫漸升而不再過度畏寒。

・排泄狀況良好……等等。

五、靈氣手法

(一)手的部位

當人的狀態達到精神統一時,則人體內的靈氣就會自然大量流動。而人體內會特別發出大量的靈氣的就是「口、眼、手」三處,其中又以手最為方便使用。所以在靈氣療法中,最常使用的方便工具就是我們的雙手。因為手掌內的不同部位,在靈氣集散上也會有些許的不同,若能掌握得宜,將會對施作靈氣更添效率。

1.中指、食指及無名指

靈氣放射之首位主力是中指,而食指與無名指在中指兩側成為第二位的力量。此三指最適合用於處理神經痛等細微、細部疼痛。

2．上半手掌

接下來第三位力量就是上半手掌。此區域最適合使用於進行感受病源反應或施作稍廣面積的部位。

3．全手掌

一般最常使用的就是全手掌模式，最適合使用於腹部、背部、等寬廣面積的部位。

（二）手法效果

以下介紹在靈氣療法中，最常使用的各種手法與特性，多加實踐並增加經驗後，相信必能夠靈活運用並更加提升效果。

1．按手法（手掌全部）

用於接觸面積較大的部位，發出的靈氣較為緩和穩定。

做法上只需將雙手掌全部輕放與碰觸身體部位即可。可以同時使用雙手或僅使用單手。單手時會建議先使用自己的慣用手。若是遇到同時需要針對兩個患部施作時，則可以同時使用雙手。

2．按壓法（指頭或上半手掌）

快速消除或緩和病源反應的有效手法之一。用於接觸面積較小的部位，發出的靈氣較為集中快速。

有兩種做法：一是使用指尖（約指紋部位），另一則是使用上半手掌。集中專注力在使用指尖（最有效的為中指、食指、無名指）或上半手掌上，先稍微慢慢地加強力道按壓於一小點或小面積後（約一分鐘左右），再慢慢地將力道緩緩釋出。此手法可以快速促進氣血流動。

3．拂擦法（指尖或手掌）

快速消除或緩和病源反應的有效手法之一。

做法上是使用手掌或指尖，輕微撫擦身體不適部位及附近的相關部位。建議左右來回橫向拂擦、上至下拂擦、順時針方向拂擦。將會協助放鬆肌肉、疏通氣血，可消除或疏散僵硬部位或活血通絡時使用，將可快速獲得效果。

4．輕打法（握拳或指尖）

快速消除或緩和病源反應的有效手法之一。

做法上是將雙手輕輕握拳後，以稍快而短暫地方式，速度均勻規律地輕巧敲打患部或有病源反應的部位。亦可單獨使用手掌或指尖輕巧敲打比較細小的部位，但切記勿過度用力，在輕巧敲打後，應能感受靈氣進入與流動於體內的感覺。

六、施作時間

（一）時間考量

靈氣需要進行多久時間並無制式規定，因為每一個被施作者的身心狀況均大不相同。最重要的是在確實找出病源後，全力集中施作靈氣，直至病源反應緩和或消失為止。若是能夠參考以下的施作時間建議，應該可以更增添效率。

（二）最低時間

在忙碌的現代社會中，施作靈氣是從根本處進行改善（病源、病根），以促進自癒力、再生力、修復力啟動，所以無法像吃藥打針一樣，只要花一、兩分鐘就可以完成。若已被醫院診斷有特定病名或症狀時，為了徹底治癒或穩定狀態，至少需每日或隔日施作靈氣一次、而且每次至少進行二十至三十分鐘左右，才能足夠產生一定效果。

不論急性或慢性症狀，若是由於施作者與被施作者之間，沒有辦法確保充分施作靈氣的時間長度時，則會很容易就會被判讀成無效療法。這是因為常會連動到身體其他部位的問題，有時在短時間內（二十分鐘以下）會較難看到顯著的改善效果，因此需要較多耐心與及較長時間來施作靈氣，以達到真正的療癒或治癒。

（三）間隔時間

靈氣療法中所使用的靈氣與手法，都是運用人與生俱來的能力或結構，不但不會有任何的傷害，還會對受損組織或細胞進行修復或使其再生。有時施作靈氣之後，當下感覺改善不大，但很有可能在數小時或隔日之後，會出現顯著的效果，而且在後續數日或數週內，都可能維持在相當不錯的狀態，亦即靈氣的效果會具備「持續性」。

一時性症狀或短期間造成的身體不適的話，使用靈氣很快就可以見效。而當使用於長期慢性病症、惡性疾病或重症之照護時，每日施作靈氣最有幫助，若實在時間有限，則間隔一至二日再行施作亦不用過於擔心。但建議不宜間隔過久，超過三至五天以上就比較不易維持穩定狀態。

七、施作狀況

（一）病勢急迫、多處患部

遇到「急迫性」或「多處患部」患者，則施作靈氣時間再怎麼精簡也需要至少一小時以上。若是施作時間過短時，短期內就不容易出現顯著的效果。從經驗上來看，若是遇到此種狀況時，會建議至少每天施作三次以上、且每次維持三十至六十分鐘、每週進行四至五次、持續施作直至病症改善、或患者的疼痛舒緩至某種程度為止。

（二）長期慢性、惡性、心因性病症

遇到「長期使用強力的化學藥物（抗癌劑等）」、「疾病已罹患過久時間」，「患部組織已受到嚴重損害」等患者，就特別需要更多耐心與時間來進行靈氣療癒。

若是面對長期性慢性病、生活習慣病、惡性疾病或心因性疾病等時，亦會建議一邊持續接

受醫學的追蹤，另一方面也要從改善自己的生活、飲食、運動、想法、心念等習慣，再配合長時間且固定間隔的靈氣療癒，隨著時間的累積，相信都能日漸穩定或產生明顯改善。

靈氣是自然的療法，會從深層的病源處（病根、病灶）進行改善，所以有時會需要較多耐心與較長時間。從實際經驗上來說，此種狀況時，會建議至少每天施作靈氣一至二次、且每次九十至一百二十分鐘、每週進行四至五次、並且長期定期施作（慢性病、難病等需三個月、六個月至一年以上）為佳。

若是時間上與體力上更為允許、或有更多人手協助時，會建議每日施作二次以上、每次至少九十分鐘以上，此作法對於長期使用大量化學藥物或藥性強的患者來說，可以協助改善或緩和許多因服藥或侵入性治療等，引發的諸多惱人的身心副作用。

（三）疾病以外

除了疾病的治療以外，靈氣亦可運作於精神、心靈層面，在施作後容易帶來人際關係美滿、生意興隆、運勢上昇等現實效用。

八、日常療癒指引

在本節內，會彙整出在日常生活中常見之症狀，作為協助進行靈氣的日常療癒與相關養生的指引。

（一）感冒

感冒是風邪侵襲人體所致的最常見疾病，特別是於季節轉換時最容易發生，主要原因是由於身體虛弱或免疫力低落時，人體無法抵禦外在改變，因此邪氣趁虛由皮毛、口鼻等而入，而引起許多症狀。常見的症狀如，畏寒或酸痛無力、鼻塞噴嚏、頭痛微熱、腹痛腹瀉等等。此時先要從提升自身的自癒能力開始著手，所以建議從「頭部」開始施作靈氣，並且要「盡快早期」施作，以防止病毒在體內繼續增殖。當日盡快施作靈氣後，幾乎隔天之後就能緩解七至八成令人不適的症狀。

- **建議施作部位**：頭頂、後頭部、肺臟（前胸與後背）、肝臟、胃腸、腎臟。另可搭配「念達法」、「新陳代謝法」，協助快速恢復體力與活力。

（二）疲勞

由於工作過度或體力衰退而感覺到身體非常疲勞或無氣力時，有時根本的原因是來自神經衰弱。因此針對頭部施作靈氣，身體亦會隨之增加活力而舒暢爽朗。當疲勞尚屬短期與輕症時，建議每日施作二十至三十分鐘左右。若是已成為長期性問題時，則建議每日施作一至二次，每次約六十至九十分鐘左右，持續施作三週以上，將會逐漸獲得改善。

・**建議施作部位：**額頭、頭頂、頸椎、肩膀。另可搭配「念達法」、「新陳代謝法」，協助快速恢復精神與活力。

（三）失眠

失眠有些是短期數日便可好轉，有些則會高於數日而變成長期現象。長期失眠會引起人的體疲勞、內心不安、無精打采、反應遲鈍、記憶與集中力低落等，嚴重時的還可能會導致憂鬱等，因此不可輕忽。

・**建議施作部位：**頭部（特別是後頭部）、眼睛、心臟、胃腸、胸腺、丹田。另可搭配「念達法」、「新陳代謝法」、「鎮心法」等，都會有助於改善。

（四）焦躁

焦躁會使人產生疲勞、內心不安、無精打采、反應遲鈍、記憶與集中力低落等，嚴重時還會容易導致憂鬱等，因此不可輕忽。

・**建議施作部位**：頭部（特別是後頭部）、眼睛、心臟、胃腸、胸腺、丹田。另可搭配「念達法」、「新陳代謝法」、「鎮心法」、「知性法」等，都會有助於改善。

（五）便祕

便祕有很多原因，大部分是由於飲用冷飲過多、過度飲食、運動不足、壓力過大、胃腸過冷等而導致便祕，有時還會出現腹脹、腹痛等症狀。因為人的排便大約是二十四至四十八小時，會排便一至二次。若是已經超過三日至數週未能排便，則就稱為習慣性便祕。

・**建議施作部位**：下腹部。另可搭配「丹念法」、「新陳代謝法」、「鎮心法」等，隨著身體與精神獲得穩定後，都會有助於改善。

（六）電腦症候群

電腦症候群是近年來常出現的現代人症狀之一。久坐電腦前又缺乏運動或時常熬夜時，就容易出現失眠、耳鳴、視力退化、腰酸背痛、噁心、多夢等症狀。其中又以眼睛最需要注意，因為體內五臟六腑的神氣全部都會聚集在眼睛上，因此長時間盯著電腦看就容易大量消耗能量。另外也建議使用電腦一小時後，就需要讓眼睛休息或活動身體五至十分鐘。

• **建議施作部位：**頭部、眼睛、頸部、雙肩、肩胛骨、手肘。另可搭配「念達法」、「新陳代謝法」等，都會有助於全面改善。

（七）畏寒、手腳冰冷

手腳冰冷是指人體出現的手足冰冷現象。許多女性都會有畏寒或手腳冰冷或貧血等，是屬於血液循環不佳所產生的症狀。當原因是來自於身體內部時（低血壓、低血糖、壓力大等），則可針對下腹部或腰部施作靈氣。當原因是來自外部時，如長期身處寒冷、潮濕之居所或環境，則就需要注重保暖，並多強化肝臟與腎臟，避免成為引發或罹患其他系統的疾病誘因。

• **建議施作部位：**下腹部（丹田）、腰部、腎臟、肩膀。另可搭配「丹田呼吸法」、「新陳代謝法」等，都會有助於身心全面改善。

（八）婦科相關

婦科的許多病症都是與子宮、卵巢有關（如經痛、月經閉止、子宮諸問題、發炎等）。女性常見的嚴重經痛問題，應該盡量從月經將來的五日至十日左右前，就開始針對下腹部施作靈氣，若能有耐心地持續進行數月，將可獲得相當大的改善。當子宮、卵巢內的雜質累積過多時，有時就會移行到腦膜的痛覺神經而易發生頭痛、或移行至心臟而易發生動悸、或移行至腳而易發生神經痛、或移行到大腸而易發生便祕等。因此頭部、心臟、胃腸亦應列為加強重點。

・**建議施作部位：**頭部、子宮、下腹部、薦骨、胃腸、腎臟。另可搭配「念達法」、「新陳代謝法」、「鎮心法」、「心習療法」等，都會有助於身心全面改善。

（九）更年期障礙

最常出現的更年期障礙的一般症狀如，身體發冷、盜汗、全身無力等。此時最需要加強的重點是神經系統、下腹部。並可進行「背部療法」以協助氣血活絡。

・**建議施作部位：**頭部（頭頂、前額）、下腹部、薦骨。另可搭配「念達法」、「新陳代謝法」、「鎮心法」、「丹唸法」、「心習療法」等，都會有助於身心全面改善。

（十）切割傷、燒燙傷、凍傷

此類外傷之傷勢，都有越快早期施作，則改善或痊癒速度越佳的特性。當傷口或傷勢嚴重時，先盡快前往就醫處理，之後照護時若能夠越早施作靈氣，則復原狀況就會越佳且並不留疤痕。一般來說剛剛受傷時，會有劇烈的疼痛或灼燒感，於此時施作靈氣後，通常會感受到極為劇烈的反應，且在短時間內會覺得疼痛或灼燒感增加（傷口越大越是劇烈），但是在施作約二至三小時後，則會開始感覺疼痛度大幅下降。在隔天或兩天後左右，就會發現傷口疼痛幾乎消失，只需等待傷口結痂復原即可。患部若是切割傷而有出血狀況時，應先止血後再施作靈氣。

・**建議施作部位**：患部。此類型外傷建議盡快早期施作靈氣，大約施作九十至一百二十分鐘後，大多能使一般性傷口之疼痛度減輕許多。

若想要更深入了解靈氣施作的相關要項，請參考本人著作《靈氣的世界》第四章，內有詳述高達近百項的施作靈氣要點。

九、五臟療癒指引

五臟是生命的核心，無論是哪一種養生或療癒法，最終還是需要落實在五臟。特別是身體的「五臟」與「心（情感、情緒等）」更是一體兩面，例如當人處於擔心時就容易胃痛、緊張時就容易下痢一樣，情緒的混亂必會影響內臟的健康，而當內臟等出現問題時，必定也會引發情緒的問題。

所以若能覺察到不可視的「心」的狀態（情感、情緒等），並選擇相對應的臟器進行靈氣療癒時，不但能夠有效增進身體症狀的改善，亦會有助於心的淨化。這在靈氣療法中可說是非常重要的運用，因為當「心」被靈氣淨化之後，身體必然也會隨之獲得更多的健康與元氣。

在本節內，會提供「五臟」與「身」、「心」之關聯內容，並彙整「五臟療癒指引」，協助增進靈氣施作效率。另外若能再配合參考本書「第四章五臟養生」之內容，將更能夠增加全面性的運用效果。

（一）肝

1．身體改善

一般協助改善相關症狀如，痙攣、容易瘀青、肩膀或背部僵硬、臉上易長斑等。

2．心靈淨化

消除憤怒、焦躁等的負面情緒。協助安定情緒、保持樂觀進取。增進熱情與生命力與擴展人生藍圖能力。

3．靈氣重點

針對「肝」施作靈氣，有助於消化憤怒的情緒。當產生焦躁、易怒等的負面情緒，就會降低或傷害肝功能。此時可以先稍微按壓與檢查肝臟的硬度，若是過硬時則應是累積了較多情緒雜質於內。另外針對「心」、「脾」施作靈氣，亦有助於恢復肝功能，而能夠協助緩解「怒」的情緒能量。

4．建議同時施作以下雙臟器，將加速提升靈氣療法之效用

‧肝、心：充實心氣並幫助肝臟儲藏血液，維持良好精神情智。心與肝之間的聯繫很重要，因為肝最會影響到人的情緒、情感，而心最會影響到心智與精神活動。

‧肝、脾：幫助儲藏血液與促進氣血流暢，增進全身養分並幫助消化。

‧肝、肺：幫助調節全身氣血、降低壓力與緊張、協助消除肝火與肺熱。

‧肝、腎：肝藏血、腎藏精，精血之間會互相滋生與轉化，同時施作將可有效修復肉體與精神，增進血液養分與儲藏精氣。

（二）心

1．身體改善

協助改善相關症狀如，失神、動悸、頭暈、易頭暈、易便祕、易心悸、體型胖易流汗、呼吸不順、盜汗、常做夢等。

2．心靈淨化

消除過度擔憂、優柔寡斷、冷酷、傲慢、殘忍、憎恨等的負面情緒。協助認同自己、接納自己、愛自己、感受內在神聖。

3．靈氣重點

針對「心」施作靈氣，有助於平衡神經過度興奮、過度激動或過度忍耐等的負面情緒。當產生這些負面情緒時，通常會對心臟帶來過多負擔。除了對心施作靈氣之外，亦可多進行深呼吸以協助平衡身心。當神經過度興奮時，會容易影響到睡眠或消化，所以輔助對小腸施作靈氣時，亦會有助恢復心的功能，進而能夠平衡「喜」的情緒能量。

4．建議同時施作以下雙臟器，將加速提升靈氣療法之效用。

- 肝、心：充實心氣並幫助肝臟儲藏血液、維持良好精神情智。心與肝之間的聯繫很重要，因為肝最會影響到人的情緒、情感，而心最會影響到心智與精神活動。
- 心、脾：充實心血、豐富血液生成量、協助血液運行並養護心神。
- 心、肺：加強氣血之間的連結、促進血液運行、修復肉體疲勞及慢性咳嗽。

・心、腎：鎮靜心火、增進氣血流動。

（三）脾

1．身體改善

協助改善相關症狀如，抑鬱、食慾不振、臉色蒼白或頭暈、下痢、睡覺時易流口水、易口乾或口內炎、容易蛀牙等。

2．心靈淨化

消除不安或擔憂、封閉自我、無力感等的負面情緒。協助平衡身體與心靈、提升與維持人生進行光明選擇。

3．靈氣重點

針對「脾」施作靈氣，有助於緩和反覆的懊惱、後悔、擔憂、思慮過多等負面情緒。當產生這些負面情緒時，最容易傷害到脾臟並且容易過度嗜吃甜食。這些都會導致消化吸收功能受損，造成身體缺乏體力或能量。當煩惱或擔憂過多時，就容易低頭縮肺，而容易造成心胸壓迫。所以當輔助對肺施作靈氣時，會有助於恢復脾功能，進而能夠平衡「思」的情緒能量。除了施作靈氣外，亦可多進行深呼吸，將可以提升肺部的呼吸品質。

4．建議同時施作以下雙臟器，將加速提升靈氣療法之效用

- 脾、肝：幫助儲藏血液與促進氣血流暢、增進全身養分並幫助消化。
- 脾、心：充實心血、豐富血液生成量、協助血液運行並養護心神。
- 脾、肺：幫助氣的生成與水分代謝、增進身體抵抗力。
- 脾、腎：促進營養吸收、滋養人體與水分代謝、協助改善下痢與體寒。

（四）肺

1．身體改善

協助改善相關症狀如，咳嗽、易感冒、易氣喘、聲音無力、喉嚨不適等。

2．心靈淨化

消除悲傷、憂鬱、意志消沉等的負面情緒。提升防禦力、正義感、勇氣、堅定等的人生態度。

3．靈氣重點

針對「肺」施作靈氣，有助於緩和陷入悲傷、情緒低落、負面思考或虛張聲勢等情緒。特別是悲傷無法流淚時，眼淚就會積存在肺中，導致肺功能受損，容易對鼻子或呼吸系統帶來傷害，且會不斷重複便祕或下痢狀況。積存在肺部的悲傷，也會進入大腸內，所以輔助對大腸施作靈氣時，亦會有助於平衡「悲」的情緒能量。另外還可以輔助對肝施作靈氣，這是因為有些無法接受的悲傷會轉為憤怒情緒，而造成肝的負擔，因此有餘力時可針對肝施作靈氣，幫助釋放二次情緒。

4．建議同時施作以下雙臟器，將加速提升靈氣療法之效用

- 肺、肝：幫助調節全身氣血、降低壓力與緊張、協助消除肝火與肺熱。
- 肺、心：加強氣血之間的連結、促進血液運行、修復肉體疲勞及慢性咳嗽。

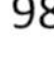

・肺、脾：幫助氣的生成與水分代謝、增進身體抵抗力。

・肺、腎：增進水分代謝與傳輸、修復肉體勞累、提升免疫力。

（五）腎

1.身體改善

協助改善相關症狀如，發育不良、排尿障礙、耳鳴、聽力不佳、骨骼脆弱、易疲累或體寒、白髮多、常跑廁所、易腰痛、腰腳無力不耐站等。

2.心靈淨化

消除恐懼、威脅、脅迫等的負面情緒。協助感受幸福、穩定現況、重整人生混亂的現實、帶來內心的平和、接受現實事物。

3.靈氣重點

針對「腎」施作靈氣，會有助於緩和恐懼未來、遇事恐慌、無力感、畏首畏尾等情緒。當產生這些情緒時，最容易傷害腎功能，而導致怕冷、腰痛、老化、少年白髮等。除了施作靈氣外，亦可多進行呼吸法，以提升身體的代謝與體溫，將有助於維持身體強健。

4．建議同時施作以下雙臟器，將加速提升靈氣療法之效用。

- 腎、肝：肝藏血、腎藏精，精血之間會互相滋生與轉化，可有效修復肉體與精神，增進血液養分與儲藏精氣。
- 腎、心：鎮靜心火、增進氣血流動。
- 腎、脾：促進營養吸收、滋養人體與水分代謝、協助改善下痢與體寒。
- 腎、肺：增進水分代謝與傳輸、修復肉體勞累、提升免疫力。

第四章　靈氣與養生

本書中所提到的「臼井原學會靈氣（宗派靈氣®）」，是將「靈氣療法」定位成一個可以在日常生活中使用的「療養學」。所謂「療」是有關於治癒、療癒的實踐（第一章至第三章）；「養」則是與養身、養心的相關指引（第四章）。

雖然每個人的身體強弱大不相同，人的壽命也有長有短，但確實能因個人是否實行養生之道（順應天時、注意飲食、良好習慣、練氣養神、修善積德等）而必會有所增減。

在本章中會列舉與「臼井原學會靈氣（宗派靈氣®）」最相關且能夠加乘靈氣效果的五個養生面向：包括「節氣養生」、「五臟養生」、「息養生」、「食養生」、「言靈養生」。希望提供給所有靈氣實踐者、有志養生者、相關療法研究者或一般讀者朋友們，能夠增添更多的加乘效用。

一、節氣養生

人是一個小宇宙，而外在環境則是一個大宇宙，兩者之間的磁場會相互影響。因此人必然會隨著宇宙自然間的節氣、週期、時辰之更迭而受到不同的影響。

一年四季的自然變化，會影響人的自律神經系統；而且天氣與心情、身體之間也會有某種

程度的關聯性。因此人若能夠有意識地覺知或順應節氣的週期變化時，不但可以幫助我們重整身心週期的混亂、調整日常的生活步調，亦會幫助身心更為趨近自然與平衡。所以具備一定程度的節氣養生知識，將會成為使用靈氣時的絕佳助力。

有關節氣養生的重要法則，在此處分成以下四個方面進行論述：「六氣類型」、「二十四節氣週期」、「月亮週期」、「十二時辰」。

（一）六氣類型

《黃帝內經》中，認為身體的健康與氣候息息相關，因此將分佈於春夏秋冬的氣候變化類型，歸納分成六種類型，又稱之為「六氣病源（風、寒、暑、濕、燥、火）」，是指六種來自於自然界中的容易引發生病的原因，提醒人們應該要根據不同的氣候類型，多覺察節氣變化時的身心反應，則將更能夠儘早做出對應或預防疾病發生。

1．風

■主要特性

春季之主氣，四季均可見。無形流動的氣體，容易侵襲頭部、皮膚等。

風邪致病，常容易導致病位游移，行無定處，變幻無常。有發病迅速，但消退快和動搖不定之特性。

■常見症狀

頭痛、打噴嚏、眩暈、感冒、關節痛、蕁麻疹等。

2．寒

■主要特性

冬季之主氣，其他季節亦可見。屬於低溫、寒冷，凝滯之氣。

寒邪致病，常會有使人精神萎靡、臟器發寒、氣血不通而引發疼痛、或肢體難以伸直的特性。好發於氣溫低的冬季或氣溫劇降時，亦即當人體防寒不足、或居住的處所長期低溫或陽氣不足時，就容易受到侵害。但也常會因為食用或飲用過多生冷飲食，而導致人體出現疼痛、畏寒、臟器功能下降等症狀。

■**常見症狀**

頭痛畏寒、鼻塞或流鼻水、腹瀉、手腳冰冷、胃痙攣、關節疼痛等。

3.暑

■**主要特性**

夏季之主氣。最常發生於夏至後、立秋前。當高溫炎熱時，會容易產生煩渴、發汗疲倦、氣虛等。

暑邪致病，常會導致出汗過多而易流失水分、耗氣、體力不支、失眠等，通常還會伴隨著濕邪。

■**常見症狀**

頭痛、異常疲累、噁心、中暑、疹子、青春痘、暑熱等。

4.濕

■**主要特性**

長夏之主氣。常會發生於夏秋交替時，因天氣炎熱又逢雨季，因此容易潮濕、黏滯，所以常容易產生粘膩、不正常的分泌物等。

濕邪致病，會因滯留的部位不同而產生各種病症，且容易反覆發作，導致病程較長。若居所位於潮濕地區，也會容易產生此類型症狀。

■常見症狀

頭重、四肢沉重、腹脹、腸鳴、便祕、水腫等。

5．燥

■主要特性

秋季之主氣。空氣乾燥缺乏水分，所以會容易傷害人體內的保濕體液，而引發各式乾燥症狀。

燥邪致病，從口鼻入侵會容易傷肺，而出現乾咳少痰、喘息胸痛。若侵入大腸時，則容易引起便祕。

■常見症狀

口乾舌燥、眼睛乾澀、乾咳、喘息、皮膚粗糙、頭髮枯黃等。

6．火

■主要特性

旺發於夏季的氣。熱邪致病，容易耗氣傷津。當飲食習慣中過度攝取燒烤、油炸或辛辣的食物、菸酒成癮等時，也容易引發此類型症狀。因生風動血，所以容易使人的情緒、血壓等產生變化，而導致易怒、煩躁、失眠等狀況出現。

■常見症狀

口臭、口苦、腫痛、頭痛、血壓上升、分泌物濃稠、瘡症、煩躁易怒等。

（二）節氣週期

「二十四節氣」起源於西元前七百七十年左右的春秋戰國時期，當時在中國的黃河流域附近，由自然曆法、陰陽五行思想所傳承而來，將一年分為春夏秋冬的四個季節，然後再各自細分成六等分而形成二十四節氣。

「七十二候」的最完整記載是始見於公元前二世紀的《逸周書．時訓解》中。它是中國最早的結合天文、氣象、物候知識來指導農事活動的曆法，對於農事活動曾有過重要的指導作用，在以農耕社會為主體的經濟活動中，占有重要的地位與意義。一般來說是以五日為一侯、三候為一氣、六氣為一季、四季為一年；所以一年會劃分成二十四氣，每季十八候，共七十二侯。每候會相對應一個物侯現象而稱之為「候應」，表示一年中「物候」與「氣候」的變化情況。

在傳統日本文化中，也有同樣將二十四節氣再各分成三等分後（約五日一等分），並詳述每個期間的氣象、自然、動物或植物等的具體變化，而當成日常生活之參考運用，也稱之為七十二候。

本節內容會以二十四節氣為敘述基準，提供每個節氣相關的基礎自然法則，幫助我們因應自然週期的變化，而進行相應之身心照護或日常生活，以協助更加強化與維持人體內高品質的靈氣狀態。

1．二十四節氣

（1）春天節氣：立春・雨水・驚蟄・春分・清明・穀雨

春天為四季之首，萬物開始復甦。前一年的冬天所隱藏的一切，於此時會開始發芽或活動。

春天是人體生理功能、新陳代謝最活躍的時間，也是身體排泄出之前累積的許多毒素的最佳時機。此時負責排出毒素的肝臟或膽囊，會在體內進行強力的排毒。所以春季的養生要務，應著重於促進血液循環與排出老舊廢物，以幫助養肝補血。當肝臟功能下降時，就容易引發肌肉僵硬、失眠、皮膚或毛髮乾燥等現象，也容易出現焦躁或憂鬱的心情。此期間應盡量避免影響肝臟健康的生活，如處於過度壓力、過勞，或過度使用眼睛等。

■立春：春天的開始

・揭開春季序幕，氣溫變化大。身體上應該多注意眼睛與淋巴相關的保養，並釋放過多壓力與保持充分的睡眠為要。

・心情上有時容易會優柔寡斷或意志不堅，宜多堅定價值觀以養成生命底蘊，才能蓄積更多的氣力去挑戰新的事物。

・節氣建議食物：韭菜、雞蛋、梅干等。

■雨水：冰雪融化而蒸騰成雨水

・春雨豐沛而過於潮濕，所以容易引發皮膚過敏、氣管不適、感冒、痛風、膽結石、腳部等問題。此期間宜多注意保暖、多朝東方進行深呼吸，並於日常多進行運動等都會有助於養生。

・心情上容易產生心煩失意、憂思悲苦、或容易感到精神疲勞等，所以宜多裝點或展現自我，以增進自信心。

・節氣建議食物：波菜、綠色蔬菜、草莓等。

■**驚蟄：蟲隻開始活動**

・天氣逐漸變暖和，容易感到疲乏、困倦或乏力、或易失眠。此期間宜多積極進行運動流汗，以提高水分代謝，促進身體機能的活化。

・在心情上容易產生情緒不安定、草木皆兵或無法放鬆等狀況，建議可以多進行丹田呼吸以預防憂鬱，並宜多進行自我觀照與廣結善緣。

・節氣建議食物：蛤蠣、洋蔥等。

■**春分：晝夜等長**

・晝夜等長且陰陽平衡。此期間要多注意過敏、感冒、養肝，並盡量避免飲酒過多。

・心情上易產生焦躁或怒氣、渴望改變、內在矛盾等，宜多控制情緒、自省或自我檢視，重整身心的平衡。

・節氣建議食物：綠蔬菜、香菇、菊花等。

■**清明：草木花萌生**

・溫度升高且溼氣加重，須多留意泌尿系統、下痢或便祕等問題。注意保養胃腸並控制勿過度暴飲暴食。此時可以多食用增進腸內益菌的發酵食品。

・心情上容易無精打采或自暴自棄，宜多與他人溝通、找出有熱情的事物等，以堅信未來的光明。

・節氣建議食物：雞肉、蒜頭等。

■**穀雨：降下春雨**

・降雨日數增多，而容易引發關節、神經疼痛、頭痛、氣喘、過敏等問題。

・心情上容易產生神經質、多煩憂、多煩惱或有志難伸、或無能為力感等。此期間宜多外出踏青曬太陽、並積極落實行動，以前往下一個目標。

・節氣建議食物：豆類、蜂蜜等。

（2）夏天節氣：立夏・小滿・芒種・夏至・小暑・大暑

夏天時草木花開始繁茂成長，陽氣達到最高峰。白天的時間變得比較長，宜盡量早睡早起。

夏季的養生首重心臟的保養，因為心臟是生命的最重要臟器，它統括了五臟功能、亦是統御精神的樞紐、更是掌握內心安定的關口。此期間心臟、小腸、血脈等處，容易因積存過多內熱而造成身體負擔，所以儘量從事可以讓身體適當活動與發汗的生活，避免讓過多的熱氣積存在體內，而影響到身體健康。另外，夏天氣候炎熱，不但人體的脾胃功能容易趨弱或食慾降低，也由於天熱時的貪食冰涼飲品而容易傷害到脾胃，應盡量挑選常溫飲食較佳。

■立夏：夏天的開始

- 氣溫攀升且降雨量增多。此時是心臟最活躍的時期，需多加注意養護心臟，以避免動悸或心律不整的發生。
- 心情上容易感覺生存或地位受威脅、產生煩躁妄想、頭腦容易忘東忘西等，所以盡量要減少思慮過多。宜多練習丹田呼吸，淨化身心並儲存精氣。
- 節氣建議食物：番茄、蝦子等。

■小滿：草木繁茂成長

- 濕氣變重且暑熱日增。此時要注意心肺與中暑問題、小心水腫並注重去濕。
- 心情上容易煩悶易怒或有口難言，因此建議多動少言並培養接受真相的能力。此期間面南許願，特別是在滿月的夜晚十二點時進行，會容易獲得滿願。

・節氣建議食物：苦瓜、西瓜等。

■芒種：稻子結實成種，而長出細芒

・陰雨連綿且濕氣劇增。此時容易大量出汗、或因內熱而導致臟器受影響。容易因為天氣炎熱而導致抵抗力下降，所以要多注意預防感冒、心脈不整、口內炎、飲食與胃腸等問題。

・心情上會比較樂觀、自由不受拘束，但容易產生自我認同的危機或攻擊批判，宜多尋求人際關係間的平衡，並確立自我價值。

・節氣建議食物：黃瓜、木耳、絲瓜等。

■夏至：晝長夜短

・陽氣最旺盛之時，且日漸炎熱。可多進行改善寒性體質的養護。此時亦是調整骨盤的有效期間，所以多進行下半身的迴轉運動，協助增進體幹的健壯。此期間有時容易失眠、多夢或精神不安等。

・心情上容易產生執著、控制欲或將失敗怪罪外在，因此宜多重新審視自身情緒的根源，以重建自我價值。夏至是陽氣的最顛峰，最適合以真誠的心念，對天地或神佛表達感謝之意。

・節氣建議食物：紅豆、蓮子、鯽魚等。

■小暑：炎熱逐漸升高

・進入梅雨季節、濕熱劇增，應多注意改善內外濕氣環境。此期間特別也是太陽、地球、月亮、潮汐的週期都進入轉換期之際，所以要多注意內臟與肌肉的保養與鍛鍊，因為肌肉會記憶著過去的情緒。

・心情上容易衝動或後繼無力，宜多重建自我定位與價值，以增進自身的成就感。

・節氣建議食物：河蚌、蓮藕、綠豆等。

■大暑：一年中最炎熱之時

・暑濕最盛，是一年中最炎熱之時。此時是適合提高代謝並減重的季節。因為節氣即將要從陽轉陰，容易產生抵抗力下降、中暑、胃腸等問題。

・心情上會渴望彰顯自我、或產生短視近利的心態，宜多增進自我的執行力與決策力，以承擔責任與規劃方向。

・節氣建議食物：豆腐、人蔘、檸檬等。

（3）秋天節氣：立秋・處暑・白露・秋分・寒露・霜降

秋天是萬物收成與收納的時期，陽氣會開始逐漸深收進入人體內。因此如果過度耗費陽氣

時，就容易造成身體虛弱。

秋天氣候乾燥漸涼，特別容易傷害肺部並好發喉乾、舌乾、皮膚乾燥等狀況。因此秋季的養生應多著於重肺、支氣管等的保養，注意潤肺並少食炸、烤、燻之食物。由於秋天日照時間變短，會容易影響人的心情而導致心情低落，所以早晨時盡量多接觸陽光，或大量呼吸新鮮空氣等，都會有助提升肺部健康，更能夠幫助心情愉悅。

■立秋：秋天的開始

- 需多加留意乾燥、皮膚狀況、新陳代謝等問題，此時宜多補充水分。
- 心情上容易對人事物產生批判、或產生突來的沮喪厭世感，宜多理性看待事實、減少偏見、並多以正面積極的心態去接納不同的人事物。
- 節氣建議食物：貝類、梨子、桃子等。

■處暑：暑熱已盡，氣候漸涼

- 夏天已屆尾聲，正值節氣的大轉變，因此身體會較容易出現過敏狀況。此期間要多注意整腸、感冒、氣喘等呼吸系統問題。
- 心情上容易產生自憐、悲憤或焦躁等狀況，宜多聽取不同意見並避免過度固執，以脫離無謂的被害者情結。

・節氣建議食物：龍眼、琵琶、銀杏等。

■白露：葉面上的水氣結露

・晝夜溫差變大，進入過敏高峰期。此時身體上較容易產生感冒、腰痛、氣喘或皮膚問題等。

・心情上容易不耐煩、悲觀或憂鬱，宜多釋放負面情緒並正視自身的需求。此時是回顧過去的重要時期，通常會渴望去蕪存菁的生活，是可對身心帶來重新治癒的時機。

・節氣建議食物：山藥、辣椒、芝麻等。

■秋分：晝夜等長

・氣溫劇降，晝夜等長。此期間濕度較高，容易產生水腫狀況。此外食慾也會開始轉為旺盛，應該多注意腸胃問題。

・心情上會渴望事實的真相或自我反省，因此宜承認自身的缺點，為內在帶來自由並脫離過去的束縛。此時也是年度努力的成果容易展現之時期，亦是最容易運作吸引力法則的期間，因此不論幸與不幸都容易成真。

・節氣建議食物：生薑、枸杞、葡萄等。

■寒露：露水日多

・寒氣增加而容易疲勞，宜多注意胃腸、關節炎等問題。建議多運動以強化內臟健康、注意保暖以避免寒氣入侵。

・心情上容易多愁善感或得失心過重，所以宜多保持客觀、勿過度預設立場，若能常保內心清明，則就能夠減少由物質或情緒而來的過度恐懼。

・節氣建議食物：柿子、栗子、無花果等。

■霜降：天氣變冷，開始霜凍

・冬天將至，要多注意天氣變冷所引發的手腳冰冷、流行性感冒等問題。

・心情上容易煩惱不已、或重複相同的負面思想、自我否定、懷憂喪志等心理狀態，宜多自我覺察生命的意義、進行自我反思、自我肯定，以維持免疫系統的強健。

・節氣建議食物：紅薯、蘿蔔、芥菜等。

（4）冬天節氣：立冬・小雪・大雪・冬至・小寒・大寒

冬天時是萬物沉靜消極的時期，應該盡量讓身心不要過度勞動或勞累。而且冬天氣候寒冷，容易由於寒氣入侵而降低人的免疫力，所以冬季養生應注重滋補腎臟，並提高身體的耐寒能力，特別是足腰部分之防寒保溫。

另外，冬天最要注意頭部或關節的防寒，當冷空氣從頭部的毛孔進入後，就容易會導致血流不通暢而引發頭痛。還有關節部分因為有許多穴位，因此當受寒時就容易將寒氣傳入內臟，而會對臟器的健康造成影響。此期間的心情宜多保持守成態度，多休養生息並避免過度耗損精氣，亦即盡量持盈保泰、蓄勢待發，等待春天來臨時再積極活動。

■立冬：冬天的開始

・草木凋零之時，陽氣會潛藏於體內。立冬是與老化最有關的節氣，此期間應盡早入寢、注意脖子與手腳的保暖、多充實睡眠與補充體力。若在之前的秋天期間沒有適時養生者，此時就容易增加染病機率。

・心情上容易出現恐慌、匱乏或委曲求全等狀況，宜多進行自我思考幫助心智更加成熟、穩固自我價值。

・節氣建議食物：蘋果、棗子、南瓜等。

■小雪：開始降雪

・天氣寒冷，宜多注意頭部、耳朵保暖。此期間人的老化程度會加劇，而耳朵與防止老化最有關，所以宜多保暖與保健耳朵。此時也要注意健忘、盜汗、耳鳴、水腫、呼吸系統等方面的問題會容易頻發。

‧心情上容易憂鬱、悲觀厭世或思考鑽牛角尖，所以在天氣晴朗時宜多外出接受日光浴，將有助於自我肯定、自我調適並樂觀看待人生。

‧節氣建議食物：核桃、萵苣、白菜等。

■大雪：降雪且有積雪

‧寒氣增強，容易產生足腰虛弱、氣鬱血瘀、氣血循環不佳、肩頸或耳鳴方面的問題。建議有空多進行日光浴，並身著黑色衣物，可增進促進陽光的吸收。

‧心情上容易產生執著或頑固狀況，建議意識上多保持包容與幽默感，協助自己多感受人與人之交往間的快樂。

‧節氣建議食物：牡蠣、黑豆、橘子等。

■冬至：晝短夜長

‧白晝最短、黑夜最長。此時的基礎代謝與體溫都容易低下，所以盡量避免長時間暴露在寒風或寒氣中，特別要注意末梢手腳、頭部的保暖，也須留意心血管疾病。

‧心情上容易出現恐懼感、缺乏安全感、渴望他人肯定，所以建議多培養自得其樂的生活方式，以增進或滿足自身的安全感。

・節氣建議食物：海帶、堅果等。

■小寒：天氣漸入嚴寒

・此時是新陳代謝減弱之時，容易出現關節炎、神經痛等問題，建議可以多進行深呼吸，充分運動橫隔膜，以促進內臟的氣流通暢。

・心情上會容易生悶氣或與人進行冷戰，宜尋找與自己心意相通的人際圈，以協助釋放身心壓力。

・節氣建議食物：紅棗、肉桂、魚肉等。

■大寒：一年中最寒冷時期

・全年中最冷的節氣，行動力最易下降，需注意胃腸虛弱的問題。此期間宜多加強身體保暖、補充營養、補氣養血等。

・心情上會容易對物質產生匱乏或不安感，所以要盡量保持充分睡眠，並有意識地遠離過於複雜的人際壓力並仔細照顧身心，以迎接下一階段的春天來臨。

・節氣建議食物：芋頭、四季豆、馬鈴薯等。

2．七十二候

由於形容七十二候之季節詞彙本身就非常優雅與傳神，因篇幅所限不再多做描述。所以僅將名詞羅列於下，提供讀者各自發揮感受力與想像力，從各個優美文字中感受各種深邃意涵。若想要瞭解更多實際日本文化中的七十二候內容，也請自行查閱相關書籍。

（1）春季十八候

〈立春〉第一候：東風解凍。第二候：黃鶯睍睆。第三候：魚上冰。

〈雨水〉第一候：土脈潤起。第二候：霞始靆。第三候：草木萌動。

〈起蟄〉第一候：蟄虫啟戶。第二候：桃始笑。第三候：菜蟲化蝶。

〈春分〉第一候：雀始巢。第二候：櫻始開。第三候：雷乃發聲。

〈清明〉第一候：玄鳥至。第二候：鴻雁北。第三候：虹始見。

〈穀雨〉第一候：葭始生。第二候：霜止出苗。第三候：牡丹華。

（2）夏季十八候

〈立夏〉第一候：蛙始鳴。第二候：蚯蚓出。第三候：竹筍生。

〈小滿〉第一候：蠶起食桑。第二候：紅花榮。第三候：麥秋至。
〈芒種〉第一候：螳螂生。第二候：腐草為螢。第三候：梅子黃。
〈夏至〉第一候：乃東枯。第二候：菖蒲華。第三候：半夏生。
〈小暑〉第一候：溫風至。第二候：蓮始開。第三候：鷹乃學習。
〈大暑〉第一候：桐始結花。第二候：土潤溽暑。第三候：大雨時行。

（3）秋季十八候

〈立秋〉第一候：涼風至。第二候：寒蟬鳴。第三候：蒙霧升降。
〈處暑〉第一候：綿柎開。第二候：天地始肅。第三候：禾乃登。
〈白露〉第一候：草露白。第二候：鶺鴒鳴。第三候：玄鳥去。
〈秋分〉第一候：雷乃收聲。第二候：蟄蟲壞戶。第三候：水始涸。
〈寒露〉第一候：鴻雁來。第二候：菊花開。第三候：蟋蟀在戶。
〈霜降〉第一候：霜始降。第二候：霎時施。第三候：楓蔦黃。

（4）冬季十八候

〈立冬〉第一候：山茶始開。第二候：地始凍。第三候：金盞香。
〈小雪〉第一候：虹藏不見。第二候：朔風拂葉。第三候：橘始黃。
〈大雪〉第一候：閉塞成冬。第二候：熊蟄穴。第三候：鱖魚群。
〈冬至〉第一候：乃東生。第二候：麋角解。第三候：雪下出麥。
〈小寒〉第一候：芹乃榮。第二候：水泉動。第三候：雉始雊。
〈大寒〉第一候：款冬華。第二候：水澤腹堅。第三候：雞始乳。

（三）月亮週期

月亮以約二十八天為一週期，它的引力會對地球帶來影響，而引動潮漲潮落。另外非常奧妙的是，海洋約占地球的百分之七十，而人體內的水分含量亦同樣約占身體的百分之七十。因此可說我們的身體內也有海洋存在，也會受到月亮引力的強烈影響。根據許多領域的研究也常會指出，月亮的引力會對人的身體、行動及情緒帶來影響，若能有意識地配合月亮週期之律動，將會更有助於覺察或平衡自身的身心狀態。

1．新月至上弦月

吸收成長的時期。適合對「肺」進行靈氣保養，並可以於日常生活中，隨時進行或多加進行腹式呼吸。

2．上弦月至滿月

充實知識與能量的時期。適合對「肝」進行靈氣保養，並可以在日常生活中，多加攝取有助身心之飲食。

3．滿月至下弦月

小排毒時期。適合對「心」進行靈氣保養，並可以重新審視人際關係的距離，保持內心的安定與溫暖。

4．下弦月至新月

大排毒時期。適合對「腎」進行靈氣保養，可多對自己的內外環境（體內、居住環境等）進行清潔或淨化。

（四）十二時辰

四季是一年的循環，每天的日出日落則是一日的循環。每日有意識地把握不同時間的作息重點，會有助於氣血與臟腑的養護，不但能夠增進身心適應四季、二十四節氣的能力，也會對提升自癒能力有很大助益。

自遠古以來，在許多的東洋療法中，便已經知曉生理時鐘的存在，因此將人體一天中的運行規律分成十二等分，稱之為子午流注。子午是指時刻，而流注是指體內血液與能量的流動。十二時辰的運行週期，也是五臟的運行週期，會與人體的時差、體溫、血壓、循環、免疫、新陳代謝等息息相關。以下是精要提供每日不同時刻之養生重點。

1．午前：經絡．系統．活動

子（二十三時至一時）：膽經、排毒系統。睡眠、細胞再生。

丑（一時至三時）：肝經、排毒系統。睡眠（深度）、肝臟排毒及造血。

寅（三時至五時）：肺經、呼吸系統。睡眠（深度）、呼吸循環。

卯（五時至七時）：大腸經、代謝系統。補充水分、定時排便、排出毒素。

辰（七時至九時）：胃經、消化系統。早餐進食、胃部消化。

巳（九時至十一時）：脾經、消化系統。學習、養分吸收。

午（十一時至十三時）：心經、循環系統。保心、暫時休息、稍微午睡。

2．午後：經絡．系統．活動

未（十三時至十五時）：小腸經、代謝系統。補充水分、淨化血液。

申（十五時至十七時）：膀胱經、代謝系統。補充水分、水分代謝。

酉（十七時至十九時）：腎經、養腎。晚餐進食、休息養護。

戌（十九時至二十一時）：心包經、心血管系統。放鬆休息、稍作散步。

亥（二十一時至二十三時）：三焦經、免疫&內分泌系統。放鬆休息、準備入睡。

二、五臟養生

自古以來在東方人的養生觀中，有著天人合一的哲學思想。「天」是指大宇宙或大自然，而「人」就是指人類為小宇宙。當大宇宙與小宇宙合而為一時，就會稱為天人合一。在人體的小宇宙系統內，最重要的基幹就是我們的五臟（肝、心、脾、肺、腎），因為無論是哪一種養生

法，最終還是需要將重點落實在五臟養護上

許多的東洋療法或養生法中，使用「肝、心、脾、肺、腎」之器官名稱時，並非指單一器官，而是將之廣泛視為一個因應「肉體」與「心靈」的自然調節系統。此系統涵蓋了肉體與心靈的作用，而各系統之間還會相互制約、對立或轉換。所以當肉體出現不適症狀時，一定會影響心情或情緒；相反地當心情或情緒不佳時，也必定會導致肉體上的不適。

五臟是生命的核心，亦是防病養生的重要因子，而且五臟之間會透過「氣・血・水」互相連結著，若是五臟互相之間的「氣・血・水」循環順暢，則人的身心就會充滿健康與愉悅；反之就容易出現各類身心病症。因此維持五臟運作的通順與平衡，才能夠提升生命品質並延年益壽。

有關五臟養生的重要法則，在此分成以下三個方面進行論述：「氣・血・水」、「五臟」、「六腑」。

（一）氣・血・水

在維持五臟六腑的正常運作中，全身循環的「氣・血・水」是最重要的三要素。

1．氣

「氣」是主導生命活動的能量。「氣」的高低優劣不但會對肉體之組織或器官產生影響，也會對情緒產生影響。因為人的所有身心層面的運作，都需要「氣」來推動或維持。在日常生活中，我們常常會因為各種原因，而導致「氣」出現許多狀況，以下整理數種日常見到的狀況，以供覺察與調整。

（1）氣平衡

當氣平衡地充滿身心（體、心、腦）時，人就會呈現健康愉悅的狀態。

（2）氣逆

當憤怒時，氣會容易氣逆而上昇至頭部。此情緒容易影響肝臟，而出現面紅耳赤、暈眩、難以入睡、咆哮等症狀，這些都是因為氣逆而無法散熱所導致。

（3）氣散

當興奮或激動時，就容易氣散而無法聚氣。此情緒容易影響心臟，而出現精神不集中、心悸或失眠多夢等。

（4）氣滯

當思慮或擔憂過多時，就容易產生氣滯、氣的流動阻塞、氣的萎縮。此情緒容易影響脾胃，而會產生無法集中精神、容易疲倦或打瞌睡等。

（5）氣虛

當過度悲傷時，就容易導致意氣消沉、無力、倦怠感等的氣虛現象。此情緒容易影響肺臟對全身的調節功能，並有可能造成食慾不振或胃痛等消化問題。

（6）氣下

當太過恐懼時，就容易使氣下降，而導致腎內的氣無力上升，容易出現腎功能問題。

（7）氣亂

當遇到突發事件而太過受到驚嚇時，就容易產生氣的流動混亂或亂竄的現象，而造成焦躁不安、精神緊張或情緒失控等狀態。最後也會影響到腎臟的功能。

2．血

「血」就是指血液。血液除了跟營養的運送有關之外，在精神方面也與意識、思考力、感覺器官等的正常運作有關。

3．水

「水（津液）」就是指血液以外的液體，亦即身體內的淚水、鼻水、口水、胃液、淋巴液等體內液體的總稱。主要的作用為形成血液的一部分、潤滑肌膚及眼耳鼻口等的粘膜。若是流動失衡時，會容易造成水腫、暈眩、多痰、頭痛、耳鳴等症狀。

（二）五臟

一般來說，我們會很在意眼睛看得到的實體症狀，但是很多時候根本的原因是源自於五臟。五臟可說是改善「未病」的重要關鍵，因此下列便以靈氣療法的使用特質為基準，彙整出五臟六腑之相關要點，提供給所有靈氣實踐者、有志養生者、相關療法研究者或一般讀者朋友們，能夠多加覺察五臟所發出的訊號，並儘早施作靈氣於相關部位或給予相對應的養護。

1．肝

■包含要項：眼睛、肝臟、膽囊、血液調整、精神活動等。

■功能

肝臟統御儲藏血液、活絡氣血循環、解毒作用、情緒中樞等作用。肝是主導一切活動的能量，具備將氣血循環推至全身的功能，會儲存血液供給全身營養，並會主導肌肉養分的供給。

肝臟每天都在不停地轉化毒素或能量，通常被稱為是身體的化學工廠。它亦是其他臟器最大的支柱；當其他臟器開始出現疲勞或弱化時，肝臟就會率先提出援助，也因此常常容易累積過多壓力，而成為最會受到壓力影響的臟器。

■身體問題

（1）肝功能失衡時，容易引起暈眩或突然昏倒。當人處於過度勞累、貧血等時，容易造成肝氣失衡。

（2）肝出現問題時，最容易在眼睛、指甲或肌肉上顯現。特別是眼睛最為顯著，因為當壓力或憤怒時「氣」會上升，就容易產生眼睛問題。如兩眼乾澀、眼白發黃或眼睛看不清楚。

（3）眼睛是肝功能病變時的主要外顯器官。其他常見症狀還有，如痙攣、易瘀青、易貧血、眼睛視力霧花、肩膀或背部僵硬、臉上易長斑、容易暴躁等。

（4）傷肝惡習：用眼過度、飲酒過量、時常熬夜、服用過多化學藥物等。

（5）日常保養：晚上儘量在二十三時前就寢，此期間（夜晚二十三時至一時）的熟睡會讓肝臟具備足夠時間去進行代謝與休養。還有要盡量避免傷肝的飲食生活，如減少過度辛辣、油炸、重甜或重鹹等食物，均會有助於肝的安定。

■心靈問題

（1）肝是情緒的中樞，具備安定精神活動之功能。五臟七情中與「怒」有關。

（2）肝平衡運作時，則可以發揮守護、獨立、協同、理想、責任、正義感、倫理觀等的正面精神或心靈活動。

（3）肝失去平衡時，則容易產生情緒不安定、心煩易怒、容易焦躁、偏向孤僻、欠缺思慮、不求甚解、苛求或遷怒他人、小事也易神經質等。現代人身心壓力較大，也容易造成肝氣不順而會影響情緒。

2．心

■包含要項：舌頭、小腸、循環器官等。

■主要功能

心臟統御大腦功能、精神思考、循環系統與中樞神經系統，是為五臟之首與生命泉源，會主宰人體的生命活動。當心臟一停止跳動時，一切臟腑的活動就會隨之全部停止，人的生命亦會結束。心是血液循環的起點與終點，日夜不停地進行血液循環，負責輸送營養至全身，亦會對部分附著在心臟的胸腺內的免疫細胞（白血球、T細胞等）進行強化而增進人體免疫力。另外心臟與小腸間會有共通性，所以小腸與心臟一樣，不會有癌症發生。

■**身體問題**

（1）心有幫浦的功能，可以溫暖其他臟器，並會將血液輸送至腦內，供給中樞神經等腦內組織養分，並調節白天活動與夜晚睡眠的節奏。當血液循環活絡時，便能使中樞神經安定，就會心氣充沛、血液盈滿、血脈通暢，而能穩健維持心臟的功能。

（2）當心功能失衡時，容易引動血氣不足或氣虛無力，此時會影響到需要大量氧氣的腦部，而導致全身上下都容易出現問題。

（3）舌尖是心功能病變時的主要外顯器官。其他常見症狀還有，如失神、動悸、頭暈、左肩胛骨僵硬、易便祕、心悸或胸悶、倦怠或無力、體型胖易流汗、呼吸不順、盜汗、多夢、動悸、多忘事等。

（4）傷心惡習：過度情緒激動、身體過度勞累、過度受到風寒等。

（5）日常保養：於中午（十一時至十三時）時，小睡十五至二十分鐘左右，有助補充心氣。每天注意攝取適當水分，將有助於血液的循環順暢。另外在平日若能多保持心平氣和、減少慾望或經常靜坐冥想，都會幫助心氣的平穩與安寧。

■心靈問題

（1）心是愛的循環系統，也與自我表達能力有關。五臟七情中與「喜」有關。

（2）心平衡運作時，則可以增進心神安寧、精神清明、直覺力提升、創造力或表現力增加等的正面精神或心靈活動。

（3）心失去平衡時，亦即心氣或心血不足，則就容易造成心的混亂、情緒過度興奮、不想付出、事事要求回報、冷漠無情、過度挑惕、怠惰不上進，雜亂無章、思緒紛亂、記憶減退、多夢或心神不寧、過度擔憂、優柔寡斷等狀況。

3．脾

■包含要項：口、胃、消化器官、代謝機能等。

■**主要功能**

脾臟統御消化系統，具備消化吸收、運化營養與水分代謝等功能。所有的生命活動都離不開脾。脾會製作氣血而供給全身，也會協助血液的平穩流動，還有肩負防止血液不外漏至血管的監管功能。

■**身體功能**

（1）體內的營養若失衡，則會導致脾功能虛弱或無法發揮正常功能，不但無法將營養運輸到全身，也容易讓過多的水分滯留體內（濕氣多）。

（2）脾出現問題時，身體會容易疲倦、沉重、或下半身水腫。

（3）口是脾功能病變時的主要外顯器官。其他常見症狀還有，如抑鬱、食慾不振、臉色蒼白、頭暈、易下痢、舌長苔、睡覺時易流口水、易口乾或口內炎、容易蛀牙等。

（4）傷脾惡習：生冷食物、暴飲暴食、過度飢餓、久居於寒濕處、久坐不運動。

（5）日常保養：飲食盡量保持清淡，避免過量飲酒而加重脾的負擔、或影響到水分代謝。脾的氣正常時，人就可以敏銳地分辨五味，若是開始對五味感覺遲鈍，則就要注意修正自己的生活與飲食。另外也需注意保持居住環境的乾爽與溫暖，以避免濕氣過重而影響脾臟。

■**心靈功能**

（1）脾是精神的基礎堡壘。五臟七情中與「思」有關。

（2）脾平衡運作時，則就可以發揮深思熟慮、包容力、客觀力、服務精神等的正面精神或心靈活動。

（3）脾失去平衡時，則容易出現為小事煩惱不已、無法放掉過去的傷痛記憶、不斷懊惱無法挽回之事、抗壓性弱、過度完美主義等狀況。

4.肺

■**包含要項：呼吸器官、鼻子、大腸、皮膚等**

■**主要功能**

肺臟統御呼吸系統，主要功能是呼吸，是與心、氣最為密切的臟器，亦是維持生命基本狀態的要素。肺除了會對體內的氣進行調節外，亦具備將體內的濁氣排出體外的功能。除此之外肺也與調節身體表面的水分或溫度、維持身體防禦力與皮膚功能等有關。由於肺會透過「氣」來調節人的許多重要功能，特別是與會傳達心的意志與協助心臟的氣血分配有關。

■身體問題

（1）肺功能失衡時，大多是經由呼吸道感染到病原菌，或由外在環境中的病毒、病菌透過接觸而侵入。

（2）當風寒進入肺中時，容易造成肺失衡而出現類似感冒症狀。體弱久病、年紀老化、生活習慣不良等，也會對肺功能產生影響。

（3）鼻、皮膚、毛髮是肺病變時的主要外顯器官。其他常見症狀還有，如咳嗽、感冒、氣喘、聲音無力、喉嚨不適、慢性下痢或便祕、流鼻血或鼻塞等。

（4）傷肺惡習：過度食用辛辣食物、身處人工空調環境過久、長居室內而鮮少運動等。

（5）日常保養：注重穩定的調息、規律的呼吸。空氣品質的好壞，或空氣過於乾燥、潮濕等，都會對肺臟帶來影響，可適時使用口罩、除濕機、清淨機等，協助保健肺的健康。風邪、寒邪很容易從體表與肺（呼吸道）入侵，因此於寒冷或秋冬時應要多注意保暖。另外多加練習「深呼吸」也會有助於提升肺臟功能，讓身體內可以獲得更多氣的循環。

■心靈問題

（1）肺主導情緒抒發。五臟七情中與「悲、憂」有關。

（2）肺平衡運作時，則可以保持正面愉悅的想法、並能發揮出體貼他人、發揮同理心、保護弱小、接納異己等的正面精神或心靈活動。

（3）肺失去平衡時，則容易陷入憂傷、害怕被辜負、無法計劃未來、負面思考、虛張聲勢、偽裝開朗元氣等狀況。

5．腎

■包含要項：耳朵、腎臟、膀胱、生殖器等。

■主要功能

腎臟統御泌尿系統與生殖系統，也管理體內水分代謝與儲藏功能，並與成長發育等的生殖功能有關。腎是人天生體能強弱的指標，也直接決定人的生長、發育與生殖能力的強弱。特別是在代謝系統、生殖能力、遺傳機能等方面受到很大的影響。因為腎是一個藏精納氣的儲存庫，不論是與生俱來或後天養護而來的腎氣，都是人的精氣來源。

■身體問題

（1）一生控制著骨骼、牙齒或賀爾蒙等的成長發育能力、生殖能力、免疫力。人人都需注重腎的精氣保存，才能長保腎的氣血旺盛。

（2）腎功能失衡時，常會出現腰部酸軟、有氣無力、怕冷等外顯症狀。特別是一般人在

中年過後，腎就會逐漸出現疲態，到了老年以後其功能更是容易快速衰弱。

（3）耳、骨是腎病變時的主要外顯器官。其他常見症狀還有，如發育不良、排尿障礙、白髮多、耳鳴、聽力不佳、手腳冰冷、骨骼脆弱、易疲累或體寒、常跑廁所、易腰痛、腰腳無力不耐站、更年期障礙、睡眠不佳等。

（4）傷腎惡習：用腦過度、經常憋尿、濫服藥物、坐姿不良等。

（5）日常養護：下午五點至七點時，不宜過度勞累或過度運動。平日飲食中減少加工或化學原料過多的食品或飲品，以避免可能傷害腎的物質。平常應多注意下半身的保暖，以協助腎臟納氣。

■心靈功能

（1）主導思考力、判斷力、集中力。與五臟七情中的「驚、恐」有關。

（2）腎平衡運作時，則就能夠開展接受自己、處事圓融、待人柔軟、充滿慈愛、願意付出等的正面精神或心靈活動。

（3）腎失去平衡時，則容易產生恐懼未來、遇事慌張或恐慌、無力感、畏首畏尾、缺乏耐力、易感受壓力等狀況。

（三）六腑

五臟六腑彼此為相和互補，只要其中一個有問題，其他的也有可能受影響，因此環環相扣而必須整體看待。六腑分別為：胃、膽、大腸、小腸、三焦、膀胱。五臟儲存精華後，就會去促使六腑運作，缺少六腑的協同運作，則五臟也會無足夠能量可用。因為五臟六腑為交互循環的關係。

1．胃

主吸收消化食物。胃消化食物而讓營養可以被身體利用，因此十分重要。特別是早晨七時至九時是胃的消化能力最好之時，所以盡量在此時間內進食早餐。胃氣虛弱時，容易產生食慾不振；反之胃氣上火時，就容易造成食慾過旺而成為肥胖的元兇。

2．三焦

主循環。從西醫中較難去類比到相對的器官。主要是指人體內管腔狀的循環系統，包含血液、淋巴與水分等，全身的循環與代謝之好壞，會有賴於三焦是否運行順暢。晚上九時至十一時為三焦最為活絡之時，可以在此期間泡澡等，幫助身體代謝廢物。三焦分為上焦、中焦、下焦，要點如下：

（1）上焦：胸部以上，主要包含心、肺。循環的起始處，心會傳導血液、肺則會供給氧氣。

（2）中焦：胸部以下與肚臍以上，主要包含脾、胃。負責消化食物、儲存營養。

（3）下焦：肚臍以下，主要包含大腸、膀胱。下焦是身體循環的末端，如同下水道的功能，吸收可用的營養後，再排出廢物。

3．大腸與小腸

主傳導與分辨。腸道具備輔助消化吸收的功能，小腸會負責吸收有用的營養，並辨認不需要的渣質廢物後，交由傳導食物殘渣的大腸處理。早晨起床後的五點至七點左右，應該盡量進行如廁（大腸主毒素排出）；午飯後的一時到三時左右，應該多喝些溫開水（小腸主淨化血液），都會有助於大腸與小腸的健康。

4．膽

主幫助消化。膽負責產生與排泄膽汁，並參與脾胃的消化。因為膽與肝會有相合狀態，因此膽很容易受到肝的影響。當肝氣失衡時，膽汁的運作會受到阻礙，而容易導致全體消化功能出現問題。膽氣也跟判斷或決斷事物的能力有關，膽氣較弱者比較容易產生猶豫不決的狀況；膽氣充足者就會比較英勇果斷。為了增進膽的能量，日常生活中可以多加進行丹田呼吸。晚間十一時至凌晨一時之間就應就寢，以讓膽有足夠的時間進行休養。

5．膀胱

主排泄水分。膀胱會承接腎臟代謝後的尿液，具備儲尿與排尿的功能。腎的健康狀況也會反應在膀胱上，腎氣過弱時則易導致排尿不順或漏尿等。

三、食養生

民以食為天，人以食為養。食養生就是順應自然，而選擇有益身心健康的食物之養生法。飲食是人類維持生命力的重要因素之一，它不但可以轉化為身體效能，也能夠對身體進行有效的修復或強化，俗話說藥補不如食補，因此食養生也是我們日常最容易進行的養生法之一。

另外由於人體內的免疫細胞有六至七成都存在於腸內，所以當食用不良食物時，就容易導致腸內產生腐敗現象或累積過多毒素，之後進入血液中就會造成血液污濁，而污濁的血又會成為引發疾病的原因，所以許多慢性病、惡性病或難治癒症狀等，事實上都跟食物息息相關。因此想要遠離疾病、提升免疫力，就不得不注重食養生的部分。

本節中所使用的食療、食物概念，多是引用屬於日本的簡要「和漢方」之食養配方。在靈氣發源國的日本國內，所謂的「和漢方」的概念就像是漢字、漢文的用法，雖然源頭與古代中國亦有關聯，但是在傳入日本之後，就會依據當地的風土氣候，而逐漸發展成當地的體系，所以稱之為「和漢方」。

順道一提的是「和漢方」此名詞，是起源於日本的江戶時代，在當時由古代中國而來的醫學被稱「漢方」，而由西洋醫學而來的醫學則會被稱為「蘭方」。

（一）食養生核心

有關食養生的重要法則，在此處分成三方面進行論述：「藥食同源（醫食同源）」、「身土不二」、「一物全體」。

1．藥食同源

「藥食同源」一般也會被稱為「醫食同源」，主張食物也是藥物。因為很多食物本身所具備的性味或功效，就可以用來防治或改善身心不適或病症。在日常生活中的很多蔬菜、水果，會同時具有食療、藥療兩方面的功能，所以可將之運用在「以食為藥」或「以食代藥」上。

2．身土不二

隨著四季變換而選擇食用當地所產出的食材時，比較可以攝取來自於自然的生命力。因為現代科技的進步而使得人工生產或加工技術非常發達，所以隨時隨地都能吃到各地或非當季的食物，但是由於這樣的食物並非自然形成，若是常常食用過多這類的人工食物時，有時會導致生命力弱化或低下。

3．一物全體

在選擇食物時，盡量選取可以整個都吃的食物，並且整個進行食用最佳，比如糙米、小蝦、蘿蔔等，從頭到尾都可以全部食用。因為食物全體都會具備完整的生命力，只食用部分時，就會等同欠缺了生命力的某部分。將食物從頭到尾全部食用，將是攝取完整生命力的最佳方法。

食物是來自於大自然的恩惠，人在日常所食用的水果、蔬菜、魚肉、蝦蟹等本身都會有細胞記憶（情報、訊息），當我們在食用時，不僅會食用到其中的營養價值，也會一併吸收到該食物內的細胞記憶。所以若是挑選與人體細胞記憶相近的食物，除了對身體來說會比較熟悉之外，也可藉由該食物來大幅提升我們人本身的生命力，而有助於養生效果。

（二）飲食與氣血水

若是不注重日常飲食，久而久之必定會對健康帶來許多問題，或是成為各類疾病的導火線。由於身心健康是由「氣・血・水」共同運作而來，所以將常見的與飲食有關的影響要約如下，以提供自身覺察與進行改善。

1．氣不足

當氣低落或不足時，就難以發動身體各功能，而首先會導致胃腸產生問題，造成食慾不振或消化不良。此時應要選擇強健胃腸、滋養身體的食物為佳。此類型的常見症狀如「提不起勁」、「易感到無力或疲累」、「易感冒」、「身體或手腳冰冷」、「時常下痢」、「臉色蒼白」等。

2．氣阻塞

當氣阻塞時就容易感受到壓力。有些人會出現暴飲暴食或拒絕飲食，而有些人則會出現無法控制情緒。此時應該多添加一些讓氣血活絡、充滿清新香氣的食物，以幫助身心獲得爽朗。此類型的常見症狀如「焦躁或易怒」、「易嘆氣」、「容易悲觀」、「鑽牛角尖」、「易便祕或下痢」、「暴飲暴食」、「拒絕飲食」等。

3．水滯留

當水分過度停滯於體內時，就容易形成身體怕冷、腸胃不適的原因。胃腸較弱者，平日應減少攝取冰冷或難以消化的食物，並且多增加運動時間、多接近大自然等，將可協助調節與恢復正常的身體感覺。此類型的常見症狀如「腸胃較弱或食慾不振」、「腳或臉容易水腫」、「覺得身體很沉」、「怕冷畏寒」等。

4．血滯留

當血液過度停滯不太流動時，則容易一年到頭身體怕冷畏寒，若是再加上生活習慣不佳（三餐不規律等）時，身體狀況就更容易急速惡化。此時應多進行運動來促進肌肉活絡，以增進血液的循環。此類型的常見症狀如「易下痢」、「易腰痛」、「經期不順」、「肩頸僵硬」、「怕冷畏寒」等。

（三）五臟與飲食

在東洋療法或養生法的世界中，自古以來就有藥食同源或藥茶同源之觀念，這是由於人每天都必須進行飲食活動，所以注重食物的選擇，才能協助有效預防疾病、促進身體健康與心靈愉悅的養生目的。

在日本獨有的「和漢方」思想中，其實跟其他東洋療法或養生法一樣，都認為食物有味性，一般稱之為五味（酸苦甘辛鹹），且會與五臟產生對應。因此認為食用相對應的食物會有助於臟腑的運作；相反地從人的味覺喜好，也會反應出內在臟腑的需求。以下簡要整理順應自然且有關五臟養護的常見對應食物，提供作為日常食養生之輔助運用。

1．養肝：綠色或酸味

- 相關季節：春天。
- 相關臟器：眼睛、肝、膽、肌肉。

・相關作用：緊實肌肉、促進氣血循環、調整自律神經、舒緩日常壓力等。
・蔬菜選項：油菜、花椰菜、韭菜、芹菜、豌豆、波菜、青椒、綠豆、蘆筍等。
・水果選項：李子、青蘋果、奇異果、柳橙、柑橘、檸檬、白葡萄、酪梨等。
・茶飲選項：菊花茶、枸杞子茶、菊花決明子茶、金銀花茶等。

2．養心：紅色或苦味

・相關季節：夏天。
・相關臟器：舌頭、心、小腸、血脈。
・相關作用：苦味具備去熱作用、去除多餘水分、去除老舊廢物、降低內熱、鎮靜神經、緩解發炎、安定精神活動等。
・蔬菜選項：苦瓜、枸杞、紅蘿蔔、芥藍、紅椒、紅豆、紅棗等。
・水果選項：荔枝、紅蘋果、西瓜、番茄、龍眼、櫻桃等。
・茶飲選項：玫瑰花茶、枸杞桂圓茶、枸杞紅棗茶等。

3．養脾：黃色或甘味

- 相關季節：四季交接期間（立春、立夏、立秋、立冬之前的十八日）。
- 相關臟器：脾、胃、皮膚、口唇。
- 相關作用：增進消化吸收、滋養強壯消化系統、緩和精神緊張、緩減肌肉疼痛、增進內心喜悅、改善體力消耗過多等。
- 蔬菜選項：黃椒、地瓜、玉米、南瓜、栗子、黃豆、金針、蓮子、芋頭等。
- 水果選項：柳丁、柑橘、木瓜、香蕉、楊桃、鳳梨、葡萄柚等。
- 茶飲選項：龍眼肉茶、荷葉桂花茶、山楂菊花茶、大麥檸檬茶等。

4．養肺：白色或辛味

- 相關季節：秋天。
- 相關臟器：肺、大腸、皮毛、鼻。
- 相關作用：溫熱身體、促進發汗、增進血液循環、活絡氣血、排除體內異熱、異冷或濕氣、改善畏寒等。
- 蔬菜選項：冬瓜、玉米、白木耳、百合、白蘿蔔、蓮藕、山藥、薏仁等。

• 水果選項：柿子、水梨、柚子、甘蔗、桃子等。

• 茶飲選項：杏仁茶、薏苡仁茶、百合桂圓茶、羅漢果山渣茶等。

5．養腎：黑色或鹹味

• 相關季節：冬天。

• 相關臟器：腎、膀胱、骨髓、耳。

• 相關作用：促進代謝、改善便祕、疏通淋巴腺阻塞、預防老化、美顏美膚等。

• 蔬菜選項：紫菜、海苔、香菇、黑豆、黑木耳、黑芝麻等。

• 水果選項：櫻桃、龍眼、葡萄、桑椹等。

• 茶飲選項：枸杞菊花茶、枸杞銀耳茶、黑芝麻杏仁茶等。

（四）日常茶飲

以下建議的用於身心保健的茶飲，都是在許多東洋療法或養生法內，方便取得且較為溫和常用的配方，提供作為日常食養生之輔助運用。

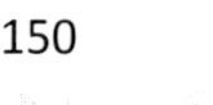

1．綠茶

・屬涼性。具備降熱、排毒、緩解發炎之效用。

・添加菊花、薄荷：可協助降熱、舒緩疼痛、緩解躁鬱的情緒。

・添加陳皮、檸檬草：有助健胃、促進消化、幫助心情重現爽朗。

2．茉莉花茶

・屬涼性。具備疏通氣的滯留或瘀塞之效用。

・添加紅棗、陳皮：促進腸胃消化與食慾、強健胃腸活力、緩解僵硬或疼痛、釋放沉重的灰色心情。

・添加枸杞、菊花：緩解眼睛疲勞、舒緩身心壓力、有助防止老化、幫助心情爽朗輕鬆。

3．普洱茶

・屬溫性。具備分解脂肪、協助排毒之效用。

・添加枸杞、薏仁：滋養與強壯身體，協助利尿、緩解發炎、改善水腫。

・添加陳皮、紅棗：幫助美肌、改善腸內環境、平衡自律神經，幫助氣血循環。

4．紅茶

・屬溫性。具備溫暖身體、促進血流之效用。
・添加生薑：改善氣血循環不佳、促進血液循環、緩解僵痛或畏寒症狀。
・添加玫瑰：促進血液循環、滋潤身體、增添開朗樂觀的心情。

（五）飲食生活習慣

以下列舉常見的飲食生活習慣，因為這些常見習慣，亦會對身心健康產生重大的影響。

1．肥胖

肥胖是現代病之一，也是引發許多疾病的主因。
・分量與熱量：建議每餐飲食只吃七至八分飽，避免快速吞食大量食物。
・規律飲食：三餐不規律的飲食，會容易導致血糖上升，而成為肥胖的主因。
・低熱量蔬菜：多攝取低熱量的新鮮蔬菜，並且盡量在進食前食用較多蔬菜，不但能夠抑制血糖值上升，亦可減少食物的過度攝取及糖值的吸收。

2．改善高血壓

隨年齡增長的血管老化、日常的運動不足、鹽分攝取過多時，會容易成為高血壓的誘因。

・鹽分：注意勿攝取過量的鹽分。

・血管：多選擇可擴張血管之食物，如醋會對擴張血管有助益。

・腸道：多攝取食物纖維，會幫助吸附腸道內的老舊廢物或有害物質，並能夠協助將之順利排出體外。

3．改善高血脂

過量的飲食不僅會造成肥胖，亦會導致血液中的中性脂肪或膽固醇過多。

・挑選油脂來源：攝取油脂時，盡量選擇含不飽和酸多的食品，如橄欖油、亞麻仁油等。

・減少飽和脂肪酸：避免攝取飽和脂肪酸過多的食品，如奶油、起司、紅肉等。以避免血液中的膽固醇大量增加。

・增進食物纖維：多攝取食物纖維含量高的食品，如牛蒡、納豆、綠色蔬菜等。不但有助於吸附腸內多餘的脂質並將之排出體外，亦可抑制血糖值上升，避免糖質轉變成中性脂肪。

4．改善高血糖

攝取過多糖類或運動不足時，會導致血液中的葡萄糖過高，就會容易形成高血糖。而高血糖又會容易引發如糖尿病、動脈硬化、心肌梗塞、免疫力下降等症狀。

・抑制糖吸收：盡量攝取能夠抑制糖吸收的食物，如芹菜、洋蔥、竹筍等。另外，如生薑、蔥等也會協助促進糖類代謝。而秋葵、昆布、海帶等則可以延緩糖類的吸收。

・抑制血糖值：盡量攝取能夠抑制血糖值上升的食物，如牛蒡、蘋果、苦瓜等。

・胰島素：盡量攝取能夠維持、調節胰島素正常分泌的食物，如豆類、雜糧、堅果、海藻等。

5．預防腦部疾病

認知症或阿茲海默症是一種慢性、持續退化、並會影響大腦認知功能之疾病。根據近年來的研究指出，含大量維他命C與維他命E的蔬菜水果、協助抗發炎作用的生薑或辣椒等香辛料、以及含有大量DHA等的食物等，都有助於此類腦疾病的預防。

・維他命攝取：預防腦部老化最有效的是維他命C與維他命E。據大規模的調查統計指出，平日攝取此類含量高的蔬菜水果者，阿茲海默症的罹患率會較低。

．維他命C與E：維他命C含量高之蔬果，如南瓜、花椰菜、青椒、柑橘、奇異果等；維他命E含量高之蔬果如，番茄、酪梨、波菜、杏仁、葵花油等。

．生鮮蔬果汁：生鮮蔬果汁不但有助消化，也會促進體內各式功能的正常運作。據研究數據指出，每週飲用生鮮蔬果汁三次者，比起每週低於一次的飲用者，阿茲海默症的罹患率竟低了百分之七十六。

6．提升腸內環境

人有先天具備的免疫力與後天獲得的免疫力。而免疫力容易被不當的飲食習慣所破壞，因為身體的免疫機能約有七成都是由腸內環境所決定。因此調節腸內環境，不但會有助於賦活免疫力，也能夠將病毒或細菌排出體外，而達到預防疾病的功能，而且能夠將幸福激素（血清素）運送到腦內的就只有腸內細菌而已。因此人的身體與心理的健康，都需要保持優質的腸內環境才能達成。

．抑制活性氧：多攝取可抑制活性氧的食物，如紅蘿蔔、白菜、酪梨、蔥等。

．增加幸福激素：多攝取可增加幸福激素（血清素）的食物，如蛋、豆腐、魚類等。

．修復粘膜：多攝取可修復黏膜的食物，如優酪乳或味噌等的發酵食品。

・淨化腸道：多攝取可淨化腸道的食物，如芹菜、香蕉、奇異果、黑木耳、海帶、綠茶、普洱茶等。

7．提升抗壓性

血清素與抗壓性、心的元氣非常有關係。當血清素活性化時，頭腦就會變得清晰、集中力增加、自律神經平衡、身體疼痛緩減、增進內心幸福感等。因為血清素的原料是色胺酸，它為人體不能合成的必需胺基酸，因此必須從食物中汲取。

・富含色氨酸食物：多攝取富含色氨酸的食物，如豆類、優格、牛乳、雞蛋、花生、芝麻等。

・有助色氨酸合成食物：多攝取有助色氨酸的合成或吸收的食物，如香蕉，大豆製品等。

・其他相關食物：多在日常食物中加入海藻類（海帶等）、水果（草莓、柿子、奇異果等）、豆類（毛豆、豌豆等）、蔬菜（豆芽菜、竹筍、花椰菜等）、未精製的碳水化合物（玄米等）等，都會有助活化相關功能。

8．提升免疫力

免疫力是預防疾病與維持健康所需要的能力，一般人的免疫力會在二十歲左右達到高峰，之後就會開始逐年下降。因此人每日必需攝取的飲食，更是維持身心元氣的重要因素之一。為了長期維持身心健康，平日應該要多樣化且平衡地攝取各類食物。

- 免疫細胞合成：多攝取合成免疫細胞所需之富含蛋白質食物，如大豆、納豆、魚肉製品等。
- 提高免疫機能：多攝取能夠提高免疫機能之食物，如白菜、花椰菜、洋蔥、海藻等。
- 改善腸內環境：多攝取能夠改善腸內環境之食物，如優酪乳、魚類、豆類等。
- 防止老化：多攝取能夠防止老化之食物，如紅蘿蔔、葡萄柚、番茄、洋蔥、杏仁等。

（六）常見症狀輔助

以下是用於對應各種常見症狀的食物，都是在許多東洋療法或養生法內，方便取得且較為溫和常用的食物。

1．感冒

當過度疲勞、睡眠不足、過度壓力時，免疫力或身體抵抗力就會下降，因此就容易受到病毒的感染。常見感冒症狀如咳嗽、流鼻水、打噴嚏、喉嚨痛、發燒、身體痠痛等，都是因為病毒感染所致。建議可依需求挑選下列相關食物，作為輔助恢復身心元氣之用。

- 薑：溫暖身體、緩解寒冷而來的疼痛、促進血行、殺菌解毒作用、強健胃腸。
- 蔥：溫暖身體、改善頭痛、促進發汗等。
- 蜂蜜：緩解咳嗽、祛痰、改善喉嚨痛與口內炎、促進消化、預防感冒等。
- 蓮藕：緩解咳嗽、祛痰、改善喉嚨痛、改善食慾不振等。
- 辣椒：溫暖身體、促進血行、溫暖腸胃、促進消化、緩解食慾不振等。
- 蒜頭：促進血行、促進消化、改善下痢、解毒作用等。
- 蘿蔔：改善嘔吐、便祕、胃下垂、預防感冒等。
- 肉桂：促進血行、溫暖胃腸與末梢、殺菌作用、改善畏寒等。

2．頭痛、肩頸酸痛

身體產生劇烈疼痛的原因，有可能是因為身體過度冰寒、血液循環不佳或水分滯留而來。

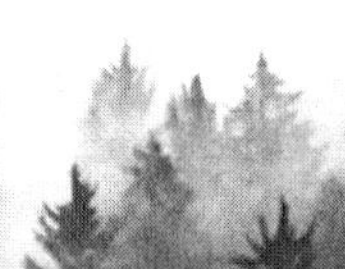

當壓力過大、身心疲勞或荷爾蒙失調時，就容易導致以上狀況發生，因此血液就會滯留於頭部或肩頸處，而容易造成僵硬或疼痛。所以注重改善畏寒狀況、促進血液循環、水分代謝等有其必要性。

- 薑：溫暖身體、緩解寒冷而來的疼痛、促進血行、殺菌解毒作用、強健胃腸。
- 蔥：溫暖身體、改善頭痛、鎮痛效果、殺菌作用、促進發汗等。
- 蒜：溫暖身體、促進血行、增進活力、恢復疲勞、殺菌作用、提升免疫力。
- 洋蔥：溫暖身體、促進血行、降低血糖值、促進消化、殺菌作用、降低血壓。
- 枸杞：滋養強身、整胃健腸、充實精氣、預防老化。

3. 新陳代謝欠佳

不良的生活習慣或飲食習慣，會造成體內的血液調節、血液循環等功能衰退，因此容易導致新陳代謝欠佳。當新陳代謝欠佳時就容易引發濕疹、皮膚搔癢等的皮膚問題。若想要徹底改善則需重新審視日常的生活習慣（思考、飲食、睡眠等），並盡可能進行適度運動與腹式呼吸，都會有助於提高新陳代謝。

- 白菜：協助體內降熱、整胃健腸、鎮靜發炎、提升腎功能。

- 番茄：協助體內降熱、整胃健腸、促進消化、恢復元氣、提升肝功能。
- 香芹：溫暖身體、促進血行、促進消化、殺菌作用。
- 青椒：促進血行、提升肝功能、預防動脈硬化。
- 冬瓜：利尿作用、消除浮腫、鎮靜發炎。
- 檸檬：抗氧化作用、提升免疫力、恢復元氣。
- 青江菜：促進血行、抑制退黑素生成。

4．手腳冰冷、畏寒、貧血

女性或胃腸較弱者會容易有這方面的問題。或在日常飲食中，因偏好生冷食物、過度偏食、過度節食等，也會容易導致消化系統功能下降。此時當身體無法吸收充分的營養時，就難以獲得足夠能量來溫熱身體，不但容易造成內臟冰寒，也容易引發畏寒、手腳冰冷或貧血等現象。還有運動不足、日常過多壓力、飲食熱量過高等，也會導致血行不良，而造成手腳冰冷的現象。

- 蔥：溫暖身體、改善頭痛、鎮痛效果、殺菌作用、促進發汗等。
- 肉桂：促進血行、溫暖胃腸與末梢、殺菌作用、改善畏寒等。

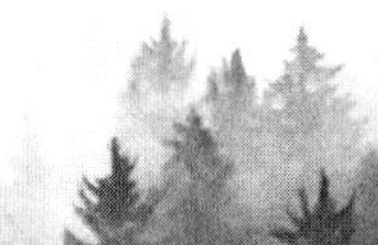

‧辣椒：溫暖身體、促進血行、溫暖腸胃、促進消化、緩解食慾不振等。
‧李子：提升肝功能、促進血行、預防貧血、安定精神、改善眼睛問題。
‧黑砂糖：溫暖身體、促進血行。

5．便祕、下痢

當飲食不規律、暴飲暴食、過度壓力、神經緊張、攝取過多冰冷食物、環境寒冷等，都會影響到血液循環而導致胃腸功能衰弱，因此容易產生便祕、下痢等不適症狀。時常發生便祕或下痢者，必須多注意壓力的排解、適度的運動與選擇整腸健胃的飲食為佳。

‧牛蒡：協助體內降熱、整胃健腸、鎮靜發炎、提升腎功能。
‧韭菜：溫暖身體、促進血行、整胃健腸、促進消化、恢復元氣。
‧蕃薯：改善便祕、整胃健腸、恢復元氣。
‧芋頭：促進血行、促進消化、鎮靜與溫潤皮膚或粘膜之發炎。
‧秋葵：整胃健腸、提升肝與腎功能、降低血壓與膽固醇。
‧枸杞：滋養強身、整胃健腸、充實精氣、預防老化。
‧蘋果：緩解咳嗽、改善胸悶、整腸健胃、促進消化。

- 蜂蜜：緩解咳嗽、祛痰、改善喉嚨痛與口內炎、促進消化、預防感冒等。
- 無花果：整腸健胃、解毒作用。

6．老化

腎臟是蓄積生命能量的最重要處，所以與老化、自律神經平衡等都有很大關係。若是腎功能下降時，則容易造成自律神經失衡、氣的循環下降等狀況，而會導致身體出現諸多不適、老化症狀。因此盡量保持身體內外的溫暖、減少日常壓力的累積，保持頭寒腳熱時，便能有益提升身心活力，也會有助於抗老。

- 蓮子：安定精神、促進消化、改善下痢、減緩老化。
- 海苔：提升腎功能、消除浮腫、促進血行、促進氣的流動。
- 山藥：提升腎功能、恢復元氣、改善喘息。
- 枸杞：滋養強身、整胃健腸、充實精氣、預防老化。
- 堅果類：恢復元氣、抗氧化作用、改善喘息或咳嗽、潤化皮膚與毛髮。
- 黑芝麻：提升腎功能、恢復元氣、改善更年期不適。
- 黑木耳：促進消化、提升腎功能、恢復元氣、充實氣力與體力。

• 柑橘類：促進消化、恢復元氣、預防感冒、促進氣的流動、改善胃部不適。

7．眼睛問題（疲勞、乾燥、疼痛）

現代人由於大量使用手機、電腦等而造成眼睛過度使用，產生眼睛疲勞、乾燥或充血等許多眼睛相關病症。與眼睛密切有關的就是有儲存血液庫的之稱的肝臟。過度使用眼睛時，就會消耗肝臟內的血液，而讓營養無法抵達眼睛，所以會造成眼睛的諸多病症。除此之外肝臟也是最容易受到精神與肉體壓力的影響之處，因此眼睛的疲勞或疼痛，可以看成是身心疲勞的警訊，也有可能成為其他症狀如頭痛、肩頸酸痛等的原因。所以決不能等閒視之，都需要盡快改善。

• 芹菜：促進消化、淨化血液、改善眼睛問題、排毒效果。
• 菊花：改善眼睛問題、協助降低血壓、解毒作用。
• 枸杞：滋養強身、整胃健腸、充實精氣、預防老化。
• 雞蛋：滋養強壯、緩解眼睛充血、改善貧血、改善咳嗽。
• 李子：提升肝功能、促進血行、預防貧血、安定精神、改善眼睛問題。
• 枇杷：恢復元氣、改善咳嗽、整腸健胃。

- 紅蘿蔔：提升肝功能、改善眼睛問題、改善便祕或下痢、改善食慾不振。

8. 過敏

當季節變換時，有許多人會出現許多過敏症狀，如鼻炎、花粉症等。因為人體本身就具備免疫系統，過敏可能是因為空氣污染、天氣變化、壓力或疲勞等而導致免疫系統產生異常反應的症狀。當肺功能下降時皮膚粘膜的抵抗力就會低落，此時就容易引發如鼻炎、花粉症等的症狀。由於人體內的免疫細胞大約有七成左右都集中在腸道內，所以強健腸內環境，會有助於過敏症狀的改善。

- 薏仁：利尿作用、解毒作用、消除浮腫、改善皮膚問題、促進新陳代謝。
- 苦瓜：促進消化、消除浮腫、協助體內降熱、協助降低血壓。
- 芥末：溫暖身體、促進血行、促進消化、殺菌作用。
- 芹菜：促進消化、淨化血液、改善眼睛問題、排毒效果。
- 酸梅：提升肝與腎功能、整腸健胃、殺菌作用。
- 柑橘類：促進消化、恢復元氣、預防感冒、促進氣的流動、改善胃部不適。
- 優酪乳：提升免疫力、整腸健胃、協助體內降熱。

9．預防動脈硬化

由過勞、壓力、過度肥胖、血管老化、飲酒過度、多鹽多油、老化而來的腎功能下降時，就容易造成高血壓的誘因。所以管控食物、適度運動、減少身心壓力，都能夠有助於促進血管柔軟、血液潔淨，而預防高血壓等的因動脈硬化而來的疾病產生。

- 薏仁：利尿作用、解毒作用、消除浮腫、改善皮膚問題、促進新陳代謝。
- 番茄：協助體內降熱、整胃健腸、促進消化、恢復元氣、提升肝功能。
- 南瓜：溫暖身體、改善便祕、恢復元氣、增強體力。
- 玉米：協助體內降熱、消除浮腫、促進消化、協助降低血壓。
- 洋蔥：溫暖身體、促進血行、降低血糖值、促進消化、殺菌作用、降低血壓。

（七）快速日常食養

以下列舉用在許多東洋療法或養生法內，較為方便取得且溫和常用的食物。

1．補氣

玄米、南瓜、香菇、芝麻、黑棗、山藥、雞肉等。

2．補血

菠菜、黑木耳、蓮藕、芝麻、黑棗、黑豆、牡蠣、鮭魚、墨魚、雞肉等。

3．緩減不安

芹菜、蓮子、黑棗、牡蠣等。

4．鎮定焦躁

肉桂、紫蘇、陳皮、薄荷、洋甘菊、檸檬草、迷迭香等。

5．改善畏寒

薑、大蒜、蔥、肉桂、蘿蔔、南瓜、韭菜、芋頭、秋刀魚、鱈魚、雞肉等。

6．強健腸胃

南瓜、馬鈴薯、白菜、山藥、蘿蔔、蓮藕、無花果、梅干等。

7．改善便祕

牛蒡、蘿蔔、南瓜、優酪乳等。

8．排除多餘水分

紅豆、黑豆、綠豆、冬瓜、黃瓜、苦瓜、西瓜、白菜、鮭魚等。

9．改善肌膚狀況

芹菜、苦瓜、番茄、豆腐、薏仁、蜂蜜、檸檬等。

10．促進血液流動與水分代謝

青江菜、芹菜、韭菜、豆腐、鯖魚等。

四、息養生

息養生即是指呼吸養生，亦是養生中極為重要的一環。因為對人類而言，呼吸是維持生命活動的重要行為。

呼吸是由自律神經所控制。自律神經是由交感神經與副交感神經的兩種互異的神經所構成。自律神經不需要經過人的意志控制就能夠自動運作，一般人每天約會進行一萬五千次至二萬次的呼吸，而大多數的呼吸通常都是自動反覆進行的「無意識的呼吸」，但事實上人也可以進行自主的「有意識的呼吸」。

如上所述，人的呼吸狀態可分成「無意識的呼吸」與「有意識的呼吸」。

■無意識的呼吸（淺呼吸／胸式呼吸）

如「代謝性呼吸」就是一般在無意識下所進行的呼吸。這是由自律神經自動進行維持生命行為的運作。一般來說此種呼吸方式大多都是屬於淺呼吸狀態，因此進入體內的能量會非常受限。

又如「情緒性呼吸」也是一種在無意識下所進行的呼吸。它是由負責情緒發動的扁桃體所掌管，當人一產生情緒時就會隨之發動。比如說，當遇到讓自己內心產生厭惡等的負面情緒時，首先身體會出現的反應就是呼吸急促，此時就會開始影響到自律神經，而導致心跳加快等狀況出現。因為此類型的呼吸是由負面情緒所引起，一直維持著此呼吸方式的話，負面情緒就會一直延續下去。

■有意識的呼吸（深呼吸／丹田呼吸）

如「隨意呼吸」就是由掌管人的意識的大腦皮質負責，是一種在自主有意識下所進行的呼吸。如做運動、瑜伽或冥想時，有意識地進行調節或控制呼吸等。

透過訓練「有意識的呼吸」時，會對人的自律神經、腦波狀態、腦內賀爾蒙、心的狀態等帶來許多良好影響。因此在訓練一段時間過後，會發現不但會有幫助我們提升免疫力、延緩老化、增進良好睡眠、注意力集中、頭腦清晰、增進想像力、充滿幸福感等的好處；還能夠因為讓身體、意識與呼吸合而為一，而統合達到身體的強健與心靈的愉悅。

（一）息養生核心

有關息養生（呼吸養生）的重要法則，在此處分成三方面進行論述：「血液循環」、「丹田呼吸」、「腦與心」。

1．血液循環

血液是治癒疾病的第一要素，也是強健身體的第一養分，所以任何疾病都會與血液的潔淨度、循環流暢度有關。而呼吸是最能促進血液循環，並幫助輸送養分與排泄廢物的方式。

呼吸對於身體來說，就是在製造新鮮的血液。當我們由鼻吸入氣時，氧氣會進入血液中而開始繞行身體，接著會與細胞及老舊廢物化合之後，變成二氧化碳吐出。因此呼吸可以將體內的充滿老舊廢物之濃稠血液，轉變成為新鮮純淨的血液。當呼吸狀態良好且順暢時，血液循環就能夠維持良好的潔淨度與流暢度；但若是呼吸狀態不佳時，就容易造成血液循環的鈍化或污濁，而會對新陳代謝產生影響，輕者會產生手腳冰冷、精神倦態、肩頸僵硬或痠痛等症狀，重者有可能會衍生百病。

2．呼吸方式

透過有意識的深呼吸，能夠協助身心狀態的調節與平衡，這是因為自律神經的感應器位於橫隔膜內，當進行深呼吸時會運動到橫隔膜，就會開始影響到自律神經，所以就會使得會耗費能量的「交感神經」可以切換成放鬆、修復與療癒的「副交感神經」。因為無形的精神會透過自律神經而連結到內臟，所以精神作用會影響到人的生理狀況。因此透過有意識地調整成深呼吸方式，將會有助於身心的平衡。

人的呼吸方式，大致上有三種：胸式呼吸、腹式呼吸、丹田呼吸。

（1）胸式呼吸

這是一種僅使用上胸部的淺呼吸。這種呼吸方式比較無法充分讓肺部的氣體交換，所以容易造成血液循環不良、肌肉僵硬、胃或肋骨等下垂，亦會使內臟或精神方面的活動力下降。當人感到缺乏氣力、精神緊張、擔憂或悲傷時，幾乎都是呈現胸式呼吸。長期處於此呼吸方式下，會讓人逐漸失去活力、開朗與健康。

（2）腹式呼吸

這是一種會上下運動到橫隔膜的深呼吸，當吸氣時腹部會隨之鼓起、當吐氣時腹部會隨之凹入。這主要是使用橫隔膜運動而形成的呼吸方法，由於橫隔膜是一種可以進行上下活動的肌肉組織，因此會活動或作用到胸腔與腹腔，而活絡了血液或內臟器官等的運作。在日常生活中，能夠經常有意識地進行腹式呼吸者，通常比較不會有精神衰弱等問題，而且身心也會充滿元氣與樂觀。當習慣了腹式呼吸之後，就可以接著練習會帶來更深層作用的丹田呼吸。

（3）丹田呼吸

丹田，自古以來又被稱為「氣海丹田」，意即它是「氣」的出入與集散地。丹田若是充滿氣，則體力、精神、膽量都會充沛無虞。

■何謂丹田呼吸

丹田呼吸與腹式呼吸有些類似，但不同點就是在吸氣與吐氣時，腹部會比較用力而使之產生腹壓，並同時將意識專注於丹田，而引導氣至丹田的呼吸法。當進行丹田呼吸時，會讓腹壓充分有效地運作，因此可以快速平衡自律神經、增進免疫力、促進血液循環、增進臟器活力、提高集中力。丹田呼吸非但不會有任何的副作用，還會隨著練習次數的增加而更增進功效，是一個對身心兩面都非常有助益的呼吸方法。

特別是在靈氣發源國的日本，自古以來就會有運用丹田呼吸，來進行調整「心」的手法，稱之為「精神修養法」。因為精神與肉體本為一體兩面，所以會認為有精神作用在內的呼吸（有意識的呼吸）才有意義；若無精神作用的呼吸則屬於無意義的呼吸（無意識的呼吸），就會難以達到預防疾病或強健身心之目的。

所以在承繼著日本精神文明內涵之「臼井原學會靈氣（宗派靈氣®）」中，所使用的發動靈氣之相關概念或手法，就是以運用丹田呼吸法為主軸。若在每一個呼吸內，加入特有的念達法（精神作用）作為調整心的狀態之用時，亦稱之為「精神修養法」。

丹田呼吸法能夠吸入大量的氣進入體內，所以會讓氣能夠遍佈全身而促進氣血流動、刺激內臟而達到活化新陳代謝的效用。因此對於胃腸健康、血液循環、心肺功能、負面情緒、睡眠不佳、疲勞問題等身心方面的問題，都會帶來正面助益。

■丹田與血液

丹田是位於腹部內的區域，而人體內的血液有一半儲存於腹部內，另一半則是循環流動在身體各部位（頭胸手足等）。因此若是腹部無力不強固時，則血流很難快速運血回到心臟，而容易導致滯留在腹部內，使身體其他部分缺少血液。而且當腹部積存了過多血液時，不但毒素廢物很難排出，新鮮血液也會難以輸入，就容易引發消化不良、腸胃病變等問題。另外，當血液吸收過多的毒素時，會導致腦神經受到刺激，也而有可能發生神經衰弱等問題。

近年來在許多大腦生理學家的研究中也指出，腹部內的消化器官與大腦具備相同功能，亦即原本應該出現在大腦的物質，竟然全部出現在消化器官內，所以認定消化器官與大腦一樣，亦即大腦是「大的腦」，腸胃等消化器官則可看成是「小的腦（腹腦）」。

由於手腳四肢的大多數的能量（氣）源頭都是來自於丹田（主要是下丹田、中丹田），所以需要用到手腳的任何動作，都必需注重丹田的訓練。自古以來東方人常會將丹田呼吸作為鍛鍊身心的一環，或許是古人早已知道丹田之重要性，而流傳下來的身心健康鍛鍊法。

3．呼吸與心腦

根據許多研究顯示，呼吸不僅是我們生存必須要件，它還會影響著我們的思考與情緒。藉由實踐良好的呼吸方式（腹式呼吸、丹田呼吸等），不但可以協助改善「心・腦・身體」而來的不適症狀，也適用於預防未發疾病。

（1）呼吸與心

心的狀態（情緒、情感）與呼吸有著密切的關係。因為情緒會引起自律神經的反應，而自律神經又會管控到呼吸，所以當情緒出現問題時，呼吸必定會受到連動影響。

因為呼吸方式與情緒表現有關，所以當情緒出現不安、憤怒、緊張等狀態時，人的呼吸必然會加速或變淺；同理反推，當呼吸的速度越快越淺時，則恐懼、不安等的負面情緒就會隨之越被持續強化。而若是當人處於放鬆或內心平和的狀態下，呼吸便會自然放緩或處於深呼吸的穩定狀態；同理反推，當能夠有意識地去運作深呼吸（腹式呼吸、丹田呼吸）時，則不安、恐懼等的感覺也會隨之緩和下來。因此觀察一個人的呼吸狀態，大致上就可得知其目前心的狀態。

另外想特別一提的是，嗅覺跟呼吸也有著非常重要的關係，因為嗅覺會直接抵達扁桃體，這對動物來說是一種可以快速應對外界危險的重要本能。所以對於人類來說，當嗅覺進入喜愛的味道時，呼吸就會自然開始放緩而感到放鬆舒適；相對地若是當嗅覺進入厭惡的味道時，呼吸的次數也會隨之加快。所以讓身邊充滿自然的芳香（花香、天然精油等），也是快速緩和情緒的好方法。

（2）呼吸與腦波

呼吸與腦波有著密切的關係，由於只有呼吸是介於自律神經（人無法自主控制）與自主神經（人可以自主控制）之間的一種機能，所以透過進行「有意識的呼吸」訓練時，就可以介入原本無法進行控制的自律神經。

人的腦會因應不同的狀態，而發出不同的腦波。腦波是腦細胞所發出的生物體能量之活動頻率，一秒鐘內振動的次數是以 Hz（赫茲）標示。現代科學已經指出，當腦波改變時就會影響

進抗氧化物的活性。因為抗氧化物能中和自由基（影響老化主要因素），所以此腦波對於細胞修復與人體健康非常重要。另外當進入 θ 腦波時，亦會促使血清素（幸福激素）濃度升高，而會大幅緩解疼痛。

・成功的冥想會發出 θ 腦波。但與 α 腦波不同的是，在清醒時 θ 腦波是「有意圖」地積極改變自己的意識時，才會發出 θ 腦波。當進行「高密度、積極性的冥想」時，亦即觀想、祈禱、或念達等時，都會促進 θ 腦波成為優勢腦波。

■ δ 腦波 0.5—4Hz：超然頻率

・頻率最慢的腦波，是熟睡、深睡、無意識時的主要腦波。

・根據科學研究，當身體進入此階段後，會自動開始進行合成代謝。不但生長激素會在 δ 腦波週期時進行合成，當大腦處於 δ 腦波週期時，是排出有毒物質最明顯的期間。除此之外還會促進海馬迴神經元的突觸連結，而有助於記憶與學習。

・據有些研究中會提到，當處於意識清醒狀態下的 δ 腦波時，有些人表示會有「感覺與無限連結」、「神祕經驗」、「與萬物合一」等的美好主觀經驗。

了解以上自己時時刻刻都有可能改變的腦波狀態，如 α 腦波優勢時，會促進表意識與潛意識的交流活動；θ腦波優勢時，則會經驗到更為深層與舒適的療癒經驗；δ腦波優勢時，會感覺到跟宇宙合一等。若是每天能夠為自己留一段時間，安靜進行息養生（腹式呼吸、丹田呼吸最佳），將會使體內的細胞，都能夠浸潤在有益健康的「腦波場域」內，相信對日常養生、身心療癒、細胞修復、促進記憶力與專注力、強化免疫系統、感受宇宙合一、心靈成長等都會有莫大的助益。

（3）呼吸與腦內激素

我們人腦內有各式各樣的「神經傳導物質」，亦即俗稱的腦內激素。因為有這些腦內激素的作用，所以人類可以進行高複雜度的身心活動。在許多的腦內激素中，最為影響人的身體與心靈層面的激素，在此列舉出以下三種：

■多巴胺（Dopamine）

又稱快樂激素。基本上與人的獎勵報酬、快樂、意欲、食慾、動機等有關。特別是容易受到金錢、地位、權力、夢想等而驅動。相關作用如下：

- 分泌適中時，有助於提升日常的積極性、活動力、思考力、集中力等。

・分泌不足時，容易導致情感匱乏、食慾不佳、意欲低下等的憂鬱狀態。

・分泌過多時，容易產生幻覺或妄想，因為與人的快樂情緒有關，當分泌過量時會容易誘發不斷循環且難以斷絕的癮頭（如賭博、購物、喝酒、藥物等）。

■**正腎上腺素**（Norepinephrine）

又稱壓力激素。基本上是當覺得受到壓力、緊張、不快情緒時等會分泌，與逃走或戰鬥有關。相關作用如下：

・分泌適中時，有助於提升日常的活力、警戒、邏輯思考、專注力等。

・分泌不足時，容易注意力渙散、提不起勁、憂鬱等。

・分泌過多時，容易導致焦躁、敵意、攻擊性、不安、失眠等。

■**血清素**（Serotonin）

又稱幸福激素，是自二十世紀以來，精神研究醫學中最被重視的神經傳導物質（腦內激素）。血清素與心靈健康非常有關，全身中的血清素有百分之九十是存在於小腸內、百分之八存在於血液中、僅有百分之二存在於腦內。基本上它與感受幸福感、控制情緒、控制慾望、內心安定、緩減疼痛有關。相關作用如下：

- 分泌旺盛時：可以維持多巴胺與正腎上腺素之間的平衡，有助於平衡自律神經、活絡腦皮質、提升直覺力等。
- 分泌不足時，容易產生情緒不安定、負面思想、悲傷或憂鬱等。

由上述之歸納可得知，血清素（幸福激素）對於平衡「正腎上腺素」與「多巴胺」極為重要。雖然有很多方法可以增進血清素的分泌，但是最自然、快速且有效的方法就屬「丹田呼吸」。

近年來已有研究證明，當人「有意識」及「規律性」地進行三十分鐘左右的丹田呼吸後，腦內的血清素會呈現倍數上升，不但會有顯著的鎮靜精神之效果，也會對於快速恢復內心平靜、常保平常心、提升腦的集中力、緩減或消除身體疼痛與疲勞等方面，產生優異的效用。

（二）丹田呼吸之運用

日本的禪、劍道、弓道、茶道等領域中，都非常重視丹田呼吸。因為丹田是達到精神統一的最重要元素。以下便介紹自日本的江戶時代起，便極為有名的臨濟宗之中興祖師「白隱禪師」所留下助人無數的運用丹田呼吸的兩個珍貴方法：「軟酥法」與「內觀祕法」。

1．丹田呼吸健康法

白隱禪師在日本被譽為五百年來不世出的一代禪宗大師，五百年來在日本聲望不墜，一生高風亮節，亦是日本禪宗公案之創始者。

白隱禪師在年輕時進行了非常堅苦的修行，因此導致了身心健康受到嚴重傷害。從當時有關的記述中來判斷，他所罹患的身心症狀，很類似今日的肺結核、憂鬱症，失眠與幻覺等神經衰弱症狀。據說他試過很多治療方式都不見效，後來在機緣巧合之下才從名僧——白幽上人處，學習到改善健康的方法，自此才終於恢復了身心健康。於是白隱禪師就將當時所學到的方法，記錄在他七十三歲時的名著《夜船閒話》內。

此處會介紹白隱禪師所留下的「內觀法」與「軟酥法」。因為此二方法是特別以「丹田呼吸」為基礎，再加上操作「精神作用（想像、念達）」，而力圖統合表意識與潛意識，以有利同時消除身體及精神層面出現的症狀，而且不會有藥物副作用或任何侵入性。據許多相關團體的研究亦證明，此二方法在身體層面上，可以增進內臟諸器官的和諧、旺盛內分泌機能並充實身心精氣；在精神層面上，則能夠協助提升內心情感、知性、德性與宇宙意識。

2．軟酥法與內觀法

此二方法的具體作法，是運用人本身自然具備的「呼吸（息）」與「精神（想像、觀念）」來進行。因為人是同時具備「生理活動」與「精神活動」的生命體，而且人體的細胞、器官或體液內都遍佈著神經，因此會具備著獨特的知性或感覺。所以當細胞、器官或體液受到精神活動的刺激時，就會隨之產生感應現象，如體內酸鹼值改變、血壓或血流速度變化、賀爾蒙分泌變化等反應，因而會對疾病的惡化或改善，產生不同的正反面影響。

此二方法自日本的德川、明治、大正、昭和到現代，已是受到許多經驗深厚的醫師、療法師、養生家等都大力推崇的療養身心之健康法，也有許多人藉由此法改善了許多難以對峙的病症，在作為現代人的替代醫療的選項上，確實也具備新的可能性。而且從其中的「丹田呼吸」與「精神作用」的操作手法上來看，也與「臼井原學會靈氣（宗派靈氣®）」內的身體療法、精神療法內容有著異曲同工之妙。因此以下就介紹「軟酥法」與「內觀法」的具體作法。

（1）軟酥法

軟酥法的養生思想，是基於禪宗基本思想「頭寒足熱」，亦即讓下腹部到下肢、足心都能夠保持氣力充足且維持溫暖狀態。當心氣上升至頭部時，就會產生心火逆上，而容易導致精神不安定、焦躁不安，而且身體也會失穩無力。但若可以讓下腹部至下肢、足心處，都能夠處於氣力充足且溫暖狀態時，則用手去碰觸額頭的話，就會感到一股清涼，而且胸中也會產生清涼感，心情也會隨之愉悅。

據白隱禪師所述：在進行軟酥法時，或許會因為每個人實踐程度與真誠熱心度不同，而會使效果早出現或晚出現。若是能夠不斷地努力練習此法時，不僅有助於身心疾病的療養或維持長壽外，還能夠引導人生成功與積養美德。

在許多日本的研究單位之長年研究成果中亦指出，軟酥法對於呼吸疾病、神經相關症狀、失眠、慢性緊張性頭痛等，都會有相當的改善效果。而且此健康法最大的特色，是每個人都能夠在日常生活中就輕易進行。

■進行時間

基本上任何時間均可。感到身體疲累、或想要幫助身體恢復元氣時。

■進行長度

大約二十至四十分鐘為佳，但延長至一至二小時亦可。

■前行準備

坐在舒適的厚實軟墊或椅子上。伸直背脊坐直並輕閉眼睛。接著可以稍微輕盈地左右前後搖晃一下身體，讓身體放鬆並坐直坐正以安定身體。接下來一心不亂地重複以下的「步驟（1）－（5）」並放鬆進行自然感受。

■進行步驟

・步驟（1）想像頭頂上有軟酥丸

先想像有個「軟酥丸」在自己的頭上。軟酥丸是一種類似奶油的食物，顏色極為清透、並且非常柔軟與氣味香甜。此時會一邊進行著丹田呼吸，一邊保持著安定的姿勢並開始觀想全身沐浴在溫暖的太陽光下，漸漸地頭上的「軟酥丸」在體溫的加熱下，開始融化起來。

・步驟（2）覆蓋全頭與全臉

接著觀想或感覺到有一股香甜無比的奶油芳香飄散在身體周圍，並且這些逐漸融化的軟酥油會開始流入你頭腦內的每一處：流經兩側太陽穴、額頭等部位，接著淌流而下逐漸覆蓋住耳朵、臉頰、全臉等，最後會讓整個頭部內外都充滿軟酥油。

・步驟（3）流入軀體與內臟

接著再繼續觀想或感覺到軟酥油持續地流入身體內部，流過脖子、雙肩、雙手、胸口、腋下，再從胸口流到腹部、背部、雙腿、腳心。軟酥油不只會流經身體表面，也會進入並浸潤身體內部的肺臟、心臟、胃腸等的全部五臟六腑內。

・步驟（4）溫暖下腹與下肢

接著繼續流入且滋潤了背脊、肋骨、尾骨等，隨著軟酥油流遍全身，並且洗淨了五臟六腑之後，會讓身體內外的負面雜質隨著軟酥油的流動，最後會從下腹部、大腿、膝蓋、腳趾開始流出身體，而將一切雜質排出體外。此時可以觀想或感覺到下腹部、雙腳開始一直溫熱著直到腳心。

・步驟（5）身心感到清淨與愉悅

接著應該會逐漸感受到身體與心靈的疲憊、煩惱、負面情緒都被一掃而空。而且頭腦開始變得清晰無比，身體覺得非常輕盈透亮，同時亦可感受到自身的潛能也逐漸在人生中重新開啟並盡情發揮。

（2）內觀法

內觀，在近代心理學上也會常被使用，是指自我觀察內在的精神狀態或活動。除了上述的方法外，常見的其他方法還有使用文字形式如，有計劃性地書寫日記，紀錄日常的情感、感覺或思考等。

白隱禪師的內觀法，療癒了他自身的許多難病，據說對於現代人的身心失調等症狀也能發揮相當的效果。白隱禪師本人也曾提過「要修行此內觀法，必先捨棄一切小智與才覺。捨棄過去一切，也不去煩惱未來，不去想著要痊癒或想要治療，只有將內心放空地認真實踐就會出現效果。」

此方法是仰躺進行，若是在睡前進行時，也可當成是一種促進熟睡法。

■進行時間

基本上任何時間均可。當感到身體疲累時，使用此法將會有助於恢復元氣。但在夜晚就寢前或早上起床前等，在半夢半醒的狀態下時，是意識作用尚未完全開啟之時，將是給予自我暗示的好時機。

■進行長度

大約二十至四十分鐘為佳，延長至一至二小時亦可。但若只是進行短時間的數分鐘亦可。

■前行準備

可挑選在臥床、地板、草地上等較為硬質的地方進行。盡量避免過於鬆軟的臥榻，以免過度影響背脊的直挺。

■進行步驟

・步驟（1）放下（放鬆身體、放空心靈）

安靜伸展身體仰躺在臥床上或地板上。因為對於人類來說，仰躺是最容易放鬆的姿勢。採用仰躺時，會讓人回到最能放鬆的自然狀態。

（＊）相關解說

由於臉面向上仰躺時，腹腔內不會受到上部而來的壓力，從生理學上來看，這會促進血流遍佈全身，而使得從頭到身體各部位、內臟等都可以獲得新鮮的血液，所以會對提升健康帶來絕大的效果。此時將心中所有的雜念都放下或放空，盡量勿再去想生活瑣事、不愉快的事、或一些成功或失敗的事等為佳。

・步驟（2）數息（丹田呼吸）

輕輕閉上雙眼，雙手雙腳稍微打開至一定的距離，接著放掉全身的力氣，亦即讓頭頸、肩膀、背脊、腰部、雙腳的肌肉、骨骼等完全放鬆。口可以稍微放鬆開啟，同時也讓全身的肌肉、內臟都全部放鬆，亦即全身上下內外都完全放鬆，進入大休息式的攤躺著。

接著輕微地伸展雙手雙腳，並稍微將力量用於堅固腰部與下肢。接著安靜地進行丹田呼吸，等待一段時間後，呼吸自然就會越來越穩定。

接著就開始運用「深吸氣膨脹下丹田—閉氣兩秒—深吐氣凹陷下丹田（丹田呼吸與數息）」的方式。當不斷重複此動作時，就會漸漸地就會感受到下丹田（氣海丹田）處充滿了氣。

（＊）相關解說

此時進行的呼吸要盡量讓氣息細微化，盡量放輕慢慢地進行丹田呼吸，讓氣息越來越安靜細微，直到感覺自己的氣息，已經細微到像似停留在鼻尖的羽毛都不會飄走的狀態。

・步驟（3）內觀（念達言靈）

一邊繼續「步驟（2）」的丹田呼吸，不斷有意識地將氣充滿至下腹部；同時開始在心中專注念誦下列的言靈。

①我的氣海丹田（腰腳足心），是我的真實面目。不論有無鼻孔存在，都會不間斷地呼吸。
②我的氣海丹田（腰腳足心），是我的本分家鄉。不論有無確切音信，就是我內心的故鄉。
③我的氣海丹田（腰腳足心），是我的唯心淨土。不論有無見到莊嚴，就是我內在的淨土。
④我的氣海丹田（腰腳足心），是我的己身彌陀。不論有無開口講法，我身即是彌陀之身。

（＊）相關解說：為方便現代人的理解，整理成以下對應字句：

①我的氣海丹田（腰腳足心），隨著呼吸匯聚生命能量。
②我的氣海丹田（腰腳足心），就是我心中真正的平安。
③我的氣海丹田（腰腳足心），就是我內在真實的樂園。
④我的氣海丹田（腰腳足心），就是與宇宙合一的生命。

（＊）相關解說

若是有時忘了以上的順序、或忘了字句等，事實上就是意識昏沉的前兆。此時更應集中精神，依照正確字句與順序慢慢專心念誦。大部分的人都會容易在念誦三至五回合後就混亂、忘詞或睡著，而越是心的問題較多者，則越容易馬上就進入陷入混亂、昏沉或昏睡中。但是隨著每日的不間斷地訓練後，將會使潛意識、精神煩惱等逐漸獲得淨化而有所改善。

五、言靈養生

日本民族自古代以來就相信「言語（文字）」不僅只是一種溝通手段，更是蘊藏著神祕不可思議的力量。

「言靈」此名詞最早出現於日本的《萬葉集》中，意思是指人類才能使用的「言語（文字）」具備著一種不可視神祕的靈性力量，當由人的口中說出時，就會發動此神祕的靈性力量，而能夠將所說的內容，如實顯化在現實世界中。亦即「言靈」具備有「改變現實」與「創造未來」的力量。

而《萬葉集》中的大歌人——柿本人麻呂，更一針見血地指出，使用「言靈」的最大目的就是「助人獲得幸福」。

（一）言靈養生

「言靈」的概念，若是使用現代語來解釋，亦可認知為「言語」會與「實體（現象、現況）」產生共時性，所以所說出的內容便會如實顯化成為現實。

「言語（文字）」是一種能量，不論是由口說出（話語）、由手寫下（文字）、或內心中喃喃自語（內言）等，當不斷進行大量重複的特定言語（文字）時，在重複的過程中，會形成一種振動波頻而影響到人的思考與情感，久而久之就會對人的身心狀態或現實世界，帶來影響或改變。

比如說，我們因為身體僵硬，而無法前彎讓雙手碰觸到腳尖時，當不斷對自己說「我的身體很柔軟」連續十次至二十次左右，人人應都可以感受到身體真的會得變柔軟一些，而更能夠彎下腰些。

據有位法國的心理療法家（Emile Coué），進行的長達二十年之久的用於改善疾病或精神狀態之「言靈研究」結果指出，讓生病的患者每日重複念誦一句簡單言靈「我的每一天，在每一個方面，都會越來越好」之後，發現到有百分之九十三的病患，產生了正面的改善效果。

因此在日常生活當中，若能時常讓自己身處於美好言語的環境中，或能夠經常「有意識」地控制自己的言語使用習慣，如多增加肯定、積極性言語（鼓勵、溫柔、接納等），減少否定、消極性言語（抱怨、不滿、惡意批評等），相信對自他的身心療養、提升能量、改善現實、人生建設、創造未來等，都會帶來莫大的正面助益。

本書「第二章」提到過，在「臼井原學會靈氣（宗派靈氣®）」中，亦有運用此種「言靈」思想的相關手法，來作為改善潛意識、心智或精神狀態等之用。

1．言語與腦

「言語（文字）」從心理學或腦科學角度來看，從人的口中說出的話，就是對腦下達指令，因此不論是正面或負面的，只要是進入腦內的「言語（文字）」，無關意願或好壞，腦總是會想方設法地去實現它。據說大腦中所儲存的記憶，是由二成影像及八成語言所構成，這也是促使人類遠比其他動物進化更為快速的重要原因之一。

當人要將自己的思想或事物的狀況傳達給他人，而使用不同種類型的「言語（文字）」時，就會為自他帶來不同的情感反應，而不同的情感反應，就會對身心造成不同的影響力。因此每一個有心的或無心的「言語（文字）」都會成為建設或重創自他心靈的最大要因。

而近年來由腦科學或心理學上的許多研究也已經證明，言語會對腦造成一定的影響力，經常使用或念誦正面字句時，會有助於提升正面思考與情感；但若是經常與負面字句為伍，也會容易帶來負面影響。

因此每日有意識地、積極地進行選擇並使用正面「言語（文字）」，並將之建造成日常習慣的「言靈養生」法，不但會有助於身心療養，也會幫助善加運用腦功能，並創造理想未來。

2．言語與潛意識

潛意識是人生最大的動力來源。但是潛意識就像是一部錄影機，不論善惡或好壞均會如實「記憶、紀錄」人生中所感知、感受到的一切。所以當現實人生中發生某個事件時，我們大多會自動地再次連結上，之前在潛意識中被記憶、紀錄著的人事物，所以又會喚醒相同的行動、想法或情緒迴路，而再度影響到當下的言行舉止或選擇。所以說人生有超過九成以上，都是由潛意識迴路在主導，因此若不先處理阻礙人生、帶來不幸、引發負面情緒等的潛意識迴路時，則結果就只會不斷重複出現同樣反應或事件。因此人人必須學習讓潛意識成為自己人生中的助力盟友之方法。

在要運用潛意識成為人生中的正面助力盟友之前，必須先了先解並掌握潛意識的幾個特性，之後才能夠正確地、有意識地、積極地操作相關改寫潛意識的手法，才能真正一一改寫掉不再需要的、老舊的、破壞性的潛意識。以下就歸納出要讓潛意識成為正面助力盟友時，最需要掌握住的幾個特性：

（1）忠誠聽命，不分善惡

潛意識對人的言語指令，不會分辨善惡或好壞，而會完全忠誠地執行。所以即使是「表意識」已經放棄思考或尋求答案了，但「潛意識」依然會持續不斷地尋求答案。因此當使用正面或幸福言靈時，潛意識就會不斷去尋找或共振吸引實現正面或幸福所需的情報，直到幸福的現實出現為止。相反地若使用負面言語時，潛意識也一樣也會去收集或共振吸引相關情報，直到不幸的現實出現為止。

（例）如果常對自己說「為什麼我的人生那麼失敗？」，則潛意識就會一直去收尋「人生失敗」的情報直到成為你的現實。因此用對言靈如「我該怎麼做，人生才會成功？」，則潛意識才會去找尋「人生成功」的情報，而成為你人生的正面助力盟友。

（2）強烈情緒，催化劇烈作用

若是伴隨著越強烈的情緒（喜悅或恐懼），則人的言語指令就會被執行的越為迅速。這是因為情緒會大幅撼動潛意識，而使之產生更劇烈的加速作用之故。

（3）無法理解否定形之言語指令

潛意識無法理解「否定形」言語指令。因此在描述同一件事情或願望時，必須妥善思考所要的目標用語，要讓潛意識成為實現正面現實的盟友，而非淪為搜集悲慘不幸的機器。

（例）當使用「不要再沉溺於自卑」之否定形言語指令時，因為潛意識無法判讀否定形，所以就會造成不斷去收集或共振「沉溺」、「自卑」的情報並造成你人生的負面事實。

（例）當使用「獲得自信」時，則潛意識就會去搜尋「獲得」、「自信」的情報，也會形成你人生的正面事實。

（4）不具認知功能，無法分辨自他

潛意識無法分別「自己」和「他人」之間的區別，亦即潛意識沒有具備認知「主詞」的功能。所以在不論是使用讚美、褒獎或批評、詆毀他人的言語時，事實上自已也會首當其衝，並面臨到相同影響。

（5）無法分辨時間，無法區分現實與想像

潛意識無法分辨過去、現在或未來所發生的事情，所以即使是「想像」不實際存在當下的人事物（過去或未來），它都會誤以為是當下所發生的「現實」，而會對身心造成實際影響。

（例）當回憶過去發生過的失敗或悲傷的事情時，潛意識會以為是發生在當下，所以會實際感到難過或流下眼淚。或是想到檸檬時，不禁當下口中就會分泌唾液等。

3．靈氣與念達法

「宗派靈氣®」內，會有改寫潛意識的特定手法，而所運用的核心原理與手法，即使在今日依然都與本章節內所列之腦科學、心理學之概念相符合，是一適用於現代人的真實手法。

（1）腦的 RAS 效果

腦有一種「網狀活化系統（Reticular activating system, RAS)」的功能。亦即腦內有個特殊的濾網，它會在眾多的情報中，會為自己區分必要情報，亦即會優先挑選或選擇對自己重要的、關心的或喜歡的資訊或事物，是一種相當於情報過濾網的功能。因此運用正確、正面的念達與言靈，將有助於優先收集必需的正確、正面情報。

例如，當讓自己意識到「紅色」時，則會容易優先認知到外界的紅色事物；還有當讓自己認為「我可以做到」時，則腦就會釋出或捕捉相關的情報或時機，並會敏銳做出反應。

（2）比馬龍效應

比馬龍效應（Pygmalion Effect）是教育心理學中的心理行動之一，意指當教師認為或認定某位學生是優異的學生時（任意選定某位學生），伴隨著該教師的個人期待（思想、行為等），結果就真的會導致該學生呈現優異的成績或表現，因此也被稱為「教師期待效應」。

當在運用特定的念達與言靈後，可藉由透過對他人的正面期待，進而有助於他人達到正面開展的可能性。

（3）誘發效應

誘發效應（Priming Effect），又稱立即聯想效應。是指之前曾經受某一刺激的影響後，會影響到另一個刺激的反應。此誘發效應通常會非常顯著與持久，有時甚至會比一些簡單的識別記憶還要強固留存於記憶內。

比如說，先給受試者看一個「寺」字，然後立刻請受試者判斷「廟」或「柚」的反應，因為「寺」、「廟」是個高關聯詞，所以會對「廟」的反應速度會較快。

（4）偽藥效應

偽藥效應（Placebo Effect）又稱安慰劑效應（placebo effect）。這是由一九五五年由畢闕博士（Henry K. Beecher）所提出的理論。意指醫生所開藥方並無治療疾病的有效成分，所以病人並非獲得有效治療，但是由於病人本身「認為」、「預料」或「相信」該藥會對治療有效，而讓病人的病情實際上獲得舒緩或痊癒的現象。此效應並非是由物質藥物所引起，而是基於病人心理上期望康復而來。

因此當在運用特定的念達與言靈後，會有助於發揮實現目標所需的思想、學習或行動。

4．念誦言靈要點

念誦言靈時，有以下幾個具體注意的要點：

（1）使用正確言靈（正面言語）

「言語（文字）」會引領我們的想像力與創造力。例如，當一個人生病時，想著「希望、痊癒」或「絕望、惡化」的兩組不同語言時，就會引動不同的想像力，而逐漸創造出不同的現實世界。例如：想像著越來越好（如身體痊癒了，而環遊世界），或想像著越來越壞（如身體惡化了，只能待在病房內）的狀況。因此有意識地覺察自已每天所使用「言語（文字）」習慣、使用後所帶來的現實狀況，都會讓我們的人生完全不同。唯有使用正確言靈、改變說話的習慣，才會讓意識開始轉變成正向發展。

（2）轉換負面言語

當習慣性地、下意識地出現負面言語時，要提醒自已練習轉換成另一種正確言靈的說法。如「希望我這次不要出錯↓我這次一定可以成功」、「你不要擔心↓你放心吧、請安心」、「我今天真是倒霉↓我今天真是學到寶貴的經驗」、「今天真是糟糕↓今天總算度過一次難關，以後應該都會順利妥當了」等等。

（3）避免表意識與潛意識之間的衝突

在使用念達法作為想要達成願望（身體健康、精神圓滿、成功快樂等）之手法時，必需使用「現在式、完成式、肯定形」，而不用「未來式、否定形」，這是為了避免造成表意識與潛意識之間的衝突。

未來式如：我想要……，我要成為……。

現在式如：我是……，我已成為……。

另外，一般人處於表意識狀態時，腦波大約會是在 8—14Hz 左右。但若是使用特定念達法時，則可進入 12—13Hz 左右，此時的潛意識作用最為活絡，能使心有所感而產生創造力、不可思議的能力，而極有助於達成念達的目標或願望。

（4）耐心練習

由於長年累月習慣於使用負面言語，所以要將此負面習慣歸零，會需要一段時間，但是只有意識地、持續性地練習減少使用負面言語，並有意識地逐量增加正確言靈的使用時，就會像是慢慢地將一滴滴的清水加入污水中一樣，總有一天水會被淨化完畢，而變得清澈無比。

（5）配合出聲念誦

念誦時可以發出些微的聲音，因為人的話語中包含了「意識波」與「音波」，由於此特殊的振動頻率，將會形成吸引力法則，幫助我們實現所想要的理想狀態。

內。

（6）配合書寫

一邊唸誦一邊書寫時，可以利用到手力或腕力的感覺，亦能有助於將信念或願望輸入腦內。

（7）配合五感

念誦時可以加上自己的想像力，透過五感（影像、聲音、味覺、嗅覺、觸覺等）的想像，而浸潤在自身想要的正面成就、光明或喜悅情境下，亦會有助於實現理想狀態。

（8）配合「臼井原學會靈氣（宗派靈氣®）」特定符文

經由「臼井原學會靈氣（宗派靈氣®）」內的靈授與特定操作方法，將可以逐漸改善或解消心的煩惱，並增進精神上的幸福喜悅。

接著在以下的章節中，會彙整日常可用的力量言靈，由於各有不同意涵，讀者們可以依照自己所需而加以選擇並每日運用。相信會對自己的身心健康、人生品質都會帶來很大的幫助。此處會分成兩個系列：「日常言靈」與「禪語言靈」。

日常言靈：作為改寫潛意識之用。改善心與思考的迴路、達成理想目標或願望。

禪語言靈：作為養心良方之用。促進精神陶冶、自我省思、洗滌心靈。

（二）日常言靈

日常言靈，可作為改寫潛意識之用。特別是可以用於改善心與思考的迴路、並達成理想目標或願望。

以下是有關人生全體的相關言靈。建議可以選擇自己特別有感覺的、或是令自己感動的語句，在念誦所選的「言靈」時，也同時可以融入「影像」（想像理想樣貌）與「情感」（達成目標時的情緒感受），將協助快速在現實生活中成形。

有時對於有些人來說，會有言靈操作無效的狀況出現，大概有二點原因：

1．無法持之以恆直到習慣內化形成

若是可以持之以恆並不斷地重複練習時，才能夠達到習慣內化，而能確實進入潛意識內，才會帶來真實的作用。

2．內心無法相信該言靈時

當內心深處就無法相信該言靈，而又想要不斷重複練習時，就容易導致內心產生抗拒感或痛苦感，反而帶來負面的影響。這有可能是因為自己在幼年時，無意識地接收了來自他人的負

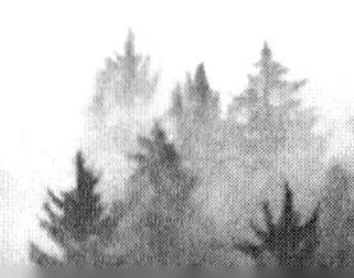

面價值觀，因此會在潛意識內形成特定迴路，而限制了自己的可能性。所以當出現與此迴路相反的言靈時，就會無意識地產生厭惡、罪惡或抵抗的感受。

當內心對特定的言靈，產生抗拒感時，建議可以修飾成特殊句型如「我也可以……」。

（例）對「我信任自己的直覺。」此言靈有抵抗感時，可以先修飾成「我也可以信任自己的直覺。」

（例）對「我的今天是充滿奇蹟的一天」此言靈有抵抗感時，可以修飾成「我的今天也可以是充滿奇蹟的一天」。

以下所列的日常使用的言靈，都可以此類推或代換，相信有助逐漸消除內心的抵抗或痛苦感。

另外，如果可以盡量放鬆身心的話，也會減少潛意識的抗拒，並幫助克服此種抵抗感。因此若是感受到對某些言靈產生抵抗感時，可以先中斷念誦之後，試著讓身心重新放鬆，接著再繼續進行即可。

1．每日

・我每一天都會不斷地成長。

- 我每一天都會越來越成功。
- 我每一天都會越來越進步。
- 我每一天都會越來越幸福。
- 我每一天都會越來越豐盛。
- 我的今天是充滿奇蹟的一天。
- 我的今天是充滿喜悅的一天。
- 我的今天是美好豐盛的一天。

2．感謝

- 我感謝自己的人生。
- 我感謝自己的才能。
- 我感謝全世界的支持。
- 我感謝人生中的一切。
- 我感謝我的身體與心靈。
- 我感謝世上的萬事萬物。

・我感謝來到我手上的財富。
・我感謝上天給予的一切恩惠。

3．臟器

・我感謝自己的肝臟。
・我感謝自己的心臟。
・我感謝自己的脾臟。
・我感謝自己的肺臟。
・我感謝自己的腎臟。
・我擁有健康的臟器。
・我喜歡自己的身體。
・我維持最好的體態。

4．健康

・我的內心平靜安詳。

- 我的身心充滿能量。
- 我的身心健康又元氣。
- 我的身體健康又美麗。
- 我信任自己的自癒力。
- 我的身體年輕並充滿活力。
- 我的全身細胞生氣盎然。
- 我在所有層面都越來越健康。

5．精神

- 我的心靈清澈祥和。
- 我的精神光明神聖。
- 我的精神盡善盡美。
- 我的內心柔軟開放。
- 我擁有幸福與幸運。
- 我的意志堅強且力量強大。

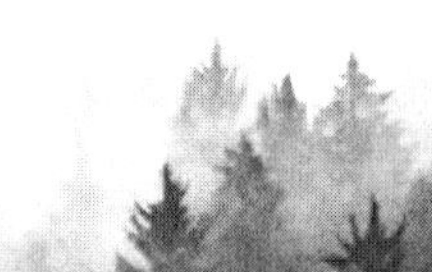

・我知道我人生的最高意義。
・我知道我人生的最神聖目的。

6．人生

・我走在理想的人生道路上。
・我的人生目標正確充實。
・我的人生一直如我所願。
・我擁有一切人生所需。
・我人生中的各方面都越來越好。
・我的人生充滿美好的人事物。
・我的人生每天充滿喜悅與滿足。
・我需要的人事物都會適時出現。

7．才能

・我擁有無限的智慧。

- 我信任自己的直覺。
- 我相信自己的能力。
- 我具備貢獻人類的意志。
- 我對國家社會貢獻良多。
- 我的創意與才華源源不絕。
- 我的所有能力不斷提升當中。
- 我擁有帶給自他幸福的能力。

8．財富

- 我擁有事業與經濟的成功。
- 我的財富每日都在增加中。
- 我的事業與財富越來越繁盛。
- 我知道提昇財富與幸福的方法。
- 我的資產每日都在迅速增加中。
- 我的事業帶給世人豐盛與幸福。

- 我使用的金錢豐盛了世界經濟。
- 我與世人都擁有經濟上的繁榮。

9．家庭、關係

- 我擁有豐富健康的人脈。
- 我擁有世人的信賴。
- 我的人際關係幸福圓滿。
- 我的身邊充滿良師益友。
- 我與伴侶之間互敬互愛。
- 我的家庭生活幸福美滿。
- 我的家人與朋友平安健康。
- 我的身邊充滿志同道合的人們。

（三）禪語言靈

1．禪語起源

二五〇〇年前誕生於印度，之後傳到中國孕育，最後在日本開出燦爛花朵的日本禪，至今已成為世界上的精神修煉的主流之一。日本禪除了有實踐禪的行動「坐禪」之外，實際上還有另一個非常重要的面向就是「禪語」。

「禪」在梵語中就是指：正確認知事物、調整心的意思。禪語是歷代眾多禪僧們，在經歷過嚴苛修行而達到開悟或覺醒後，引用許多包含各朝代而來詩詞、經文、典籍等在內的智慧言語，來表達所領悟到的境界。

由於自古以來的達到開悟或覺醒的禪僧們，都非常清楚言語就像是兩面刃，它可以有效地傳遞極近開悟境界的感受，但卻也有可能成為妨礙開悟的障礙。因此禪僧們所吐露的字句都極為簡潔不多贅述。

禪語是一種充滿睿智與普世真理的言靈，所以會對每一個遇到它的人，帶來莫大的改變或影響。特別是常會被使用於傳遞心的體悟、人生的處世方針、安心立命的準則、體驗開悟的過程、獲得自由的境界、或警戒人性等面向上，因此禪語在歷經漫長的人間歲月後，依然相傳至今且歷久不衰。

在日本，自茶聖千利休之後，更將禪語製作成書法掛軸，將之掛放於茶室內，這不僅會讓茶室更添光彩，也會有洗滌人心的作用。

2．禪語在現代

近年來隨著時代的進步，禪思想、禪精神與禪語等，對於身處二十一世紀的人們來說，不僅是在日本，甚至是在歐美國家中都受到相當大的關注。目前世界上有許多國家的人們都非常熱衷禪坐、學習禪語、思索禪的精神文化等，所以從禪語方面來進行思索靈氣的內涵，或許會提供另一個更遠大的方向與指南。

禪語會因為每個人的年齡、立場、經歷等不同，而有可能讓人在人生中的不同階段會產生不同的領悟。因此於本節中不做過多的解釋，僅附上簡單之領悟文解，其他就交由讀者們各自細細品味與慢慢領悟。

以下是挑選與本書主軸之「臼井原學會靈氣（宗派靈氣®）」比較相關之主題，幫助我們在學習、施作靈氣或一般日常生活時，能夠作為精神陶冶與養心的良方，也讓眾多的禪僧、禪語的智慧之光，穿越時空不斷地照亮與引領我們前進。

3．只做自己

（1）一。『摩訶止觀』

在禪語中「一」的文字會常常出現，這並非是「第一（number one）」的意思，而是指「唯一（only one）」。如最常見到的「一念」，就是指不斷持續地維持「唯一」的信念之意，亦即專注在自己才能做到的唯一，就不會因為想與外界爭奪第一，而感到疲於奔命或迷失自己，因而喪失身心健康或人生價值。

（2）柳綠花紅真面目。『東坡禪喜集』

不論是搖曳在風中的綠柳，還是盛開在原野的紅花，都各有各的特色與美麗。人與人生也一樣，唯有原本的自己、或自然而成的真實樣貌，才是最獨一無二。

（3）隨處作主。『臨濟錄』

不論在何時何地，都不要忘記自己是自己人生的主角，必須扮演好自己的角色，自立自強且全力以赴自己的人生。

（4）他不是我。『典座教訓』

每個人都只能過著自己獨一無二的人生，不論別人做了什麼事，都並非是自己所做的，所以都與自己無關。

（5）宇宙無雙日，乾坤只一人。『嘉泰普燈錄』

就跟天地之間只有一個太陽一樣，天地之間也只有一個自己。認識真正的自己，就能充滿安心、自信與幸福感。

（6）明珠在掌。『碧巖錄』

你人生中所需要的，早就已經在你的手中了。所以不要去羨慕他人所擁有的事物，而要相信自己的力量。

（7）松樹千年翠。『廣燈錄』

松樹並不像春夏開得美麗無比的花朵，也比不上秋天紅豔的楓葉，它們只是一年到頭保持著常綠外貌。即使不如其他季節受到注目的植物，但是獨有的貫徹始終與一年常綠的安定，最終將會發揮出自身的魅力。所以人也是一樣，只要堅持自身不變的本質，始終如一並專注在所定下的目標努力，最終一定能夠獲得熱烈的掌聲。

（8）人心本無善惡，善惡隨緣而生。『道元』

沒有人一出生就是善人或惡人，都是因為生活環境或立場不同，而導致成為善人或惡人。因此勸人要時常自覺到，目前自己身處在何種環境下，因為環境不同有可能影響到我們的一生。

4．待人接物

（1）我逢人。『正法眼藏　有時卷』

人的一生中不論是在家庭、學校、職場、社會、國家等，都無可避免需要與他人共處，當然也因此常會陷入人際關係的煩惱中。雖然有時我們與他人的相處會帶給我們很多煩惱，但有時卻也會讓我們獲得幫助，所以在一開始的相遇中，不要帶著負面的偏見，而應該正面積極地看待，每一次與他人的相遇。

（2）把手共行。『無門關』

人的一生中不論是在家庭、學校、職場、社會、國家中，只靠自己一個人要實現夢想或目標絕非易事，越是遠大的夢想或目標，就需要越多人的互助合作。一般的生活、修行或學習也是一樣，單獨一個人來做，將會非常辛苦。若是能有師者、同輩、後輩一起攜手前行，則必定能夠事半功倍。

（3）一期一會。『井伊直弼　茶湯一會集』

一期是指人的整個生涯，一會是指僅有的一次相會。今日的相會可能是在整個生涯中，是僅有的一次而不會再有第二次。因此不論是主是客，都應該用最大的誠意，互相盡善對待與珍惜。

（4）和敬清寂。『茶祖傳』

和是指調和，敬是指尊敬他人，清是指清潔，寂是指寂靜、閑寂。意思是指認同對方的個性，並與之和平共處。以清淨潔白的心，不因小事生氣或抱怨，而能尊重與愛惜對方，就像尊重與愛惜自己一樣。

（5）喜心・老心・大心。『典座教訓』

喜心是指對於任何事都能喜悅以對的心，老心是指以雙親對待孩子的心情去接納對方的心，大心是指對於任何事情都不偏頗的心。常常回到此三心，將可重新看待自己與他人。

（6）親念切切。出自『典座教訓』

不論對象是誰，都會像是父母關懷子女時，抱著不求回報的慈愛心與關懷心，而不會因人或利益而有所差別。

（7）信為萬事本。『華嚴經』

不論在人際關係、商業關係、國際外交上，獲得他人的信任為萬事之本。同樣地，相信他人亦是人際關係的起點。

（8）水流源入海。『五燈會元』

所有的川流雖然都是各自存在，但最終都會流入大海中。人也是一樣，雖然人人身處的環境或所受的教養各有不同，但人是唯一能夠使用智慧轉化煩惱的生物。從此點來看，則每個人的本質都是一樣的。所以如果只是關注在互相之間的差異點，就容易造成互相之間的對立、煩惱與爭執。因此若能夠將意識放在共同點上，將可以找到諸多的共生方案。

5．處世之道

（1）山水無得失，得失在人心。『夢中問答集（夢窗疎石）』

算計、善惡、得失等的等慾望，不存在於自然界中。而是只存在於人的心中。眼前出現的事物只是一種現象，人心才是認定或判定該現象是幸或不幸的源頭。所以不要被眼前出現的事物所迷惑，而要精進心的修煉，以達到真正的清明與達觀。

（2）八風吹不動。『寒山詩』

八風是佛家用語，是指八個魅惑人心之物：「稱（被褒揚）」、「譏（被當面惡語）」、「毀（被背後惡語）」、「譽（被背後褒揚）」、「利（如己所願）」、「衰（不如己願）」、「苦（難過的經驗）」、「樂（快樂的經驗）」。意指在人的一生中，都不要被這些魅惑了自己的心，就能夠長保謙虛與永抱希望。

（3）遍界不曾藏。出自『典座教訓』

在世間沒有任何事可以隱藏，而是自己是否具備與智慧與眼光能夠看穿真相。如果我們每天過得十分慌亂急躁，則心之眼就會蒙塵而晦暗不明，並且容易陷入偏頗或錯誤的判斷，而無法發現真相或容易受人愚弄或欺騙。因此保持頭腦的冷靜與內心的清淨，才能培養出判斷與感受真相的能力。

（4）泥多佛大，水長船高。出自『普燈錄』

要製作佛像的金屬材料中，一開始會含有許多泥土，而要將這些多餘的泥土去除時，雖然會感到非常辛苦，但也因此能夠創造出雄偉莊嚴的佛像。當水量增加時，雖然會增加操縱船的難度，但卻會因而可以讓船浮得更高。人的精神也一樣，當在要實現夢想時，困難越大則越容易達到更高次元的豐碩成果。所以當遭遇很多困難時，要不屈不饒且懷抱著感謝的心，因為終有一天會迎來更大的成功。

（5）豁開正眼輝天地。出自『雪村語錄』

若能夠開啟正確的知見，則就能夠過著正確光輝的人生。我們對人事物的判斷，大部分都是依據我們的過去的利益、利己的經驗或慾望而來，因此有時未必都是正確的。因此若能夠不被私慾、私利所箝制，而能夠正直地選擇利他或共生等正確的信念與道路，則人生必定能夠獲得光輝的大成功。

（6）迷己逐物。『碧巖錄』

想要的事物太多或想要實現的目標過多，結果每個都半途而廢或一無所成。如果一次追逐過多的目標或隨外境人云亦云時，就會很容易讓心迷失。所以將想要追求的願望或信念專注集中於一，一個完成後再接著完成下一個，則人生就會單純明快。

（7）金屑雖貴，落眼成翳。出自『臨濟錄』

金屑的價值雖然是很高，但是掉入眼睛內也會造成傷害而必須除之。對於自己來說即使是很珍貴的東西，若是使用方法錯誤，也必定會導致傷害。

（8）修証一等。出自『正眼法藏』

修行與開悟是同一件事。若是將開悟作為一種目的，則心情上就會急著想要抵達，而造成更多的焦躁與慌亂，反而會離開得更遠。因此若是每天都能夠充實地修行，則就已經等同獲得開悟了。

6．克服逆境

（1）水急不流月。出自『碧巖錄』

雖然急促的川流一刻不停歇，但是卻絲毫無法沖走映照在水面的月影。急促的川流就像是忙碌不停的人世間，而映照在水面的月影就像是自己的心，所以不論外在俗世如何地忙碌或充滿誘惑，還是需要以冷靜的心態自處，有意識地讓自己的本心不受影響。

（2）不識。出自『碧巖錄』

不知道亦無所謂，知道了又能如何，所以也沒有必要知道。人如果一但被孤立時，就會容易感到不安，當身邊開始颳起各式各樣派系選邊的風暴時，則要嚴守走在自己人生的道路上，減少捲入勝負之爭中。

（3）紅爐一點雪。出自『碧巖錄』

指在燃燒旺盛的火爐裏，就算是放入一點雪，也會馬上被融化而不留痕跡。當不被他人認同或讚譽時，也不要因為太過在意他人意見或批評，而感到受挫或意志消沉。只要抱持著正確的熱忱與信念，所有的阻礙總有一天都會消失無蹤。

（4）正念。出自『八正道』

佛教八正道之一。釋迦說法主張「人生是苦」，而要脫離痛苦的方法就是實踐八正道。「正念」有「正確注意、正確關注」之意。當我們將五感有意識地、正確地使用在「注意、關注」每天的呼吸、吃飯、走路等的行動上，則雜念就會自然消失，內心也會獲得平和。

（5）一聲雷震清風起。出自『碧巖錄』

形容雷鳴一過，洗淨所有煩惱或妄想，而使心靈達到清淨無垢的境界。因為人的心中很容易充滿執著、煩惱與妄想，所以必須讓精神與肉體，不斷地重複像是猛烈的雷震或豪雨般的嚴格修行或鍛鍊後，才能達到內心吹起清風的境界。這樣的經驗並非指在坐禪中體會，而是在一般職場的生活中，也是常會需要經歷的經驗。

（6）切莫遂物而變心。出自『典座教訓』

不要因為物品的不同，而產生差別待遇的心。對待一般的物品時，也要如同對待貴重的物品一樣地真心愛惜。對於人也是一樣，不因身分不同的人，而改變態度或說話方式。

（7）電光影裏斬春風。出自『佛光國師語錄』

無學祖元本來是南宋臨濟宗僧侶，在東渡至日本後成為日本無學派（佛光派）的始祖。十三世紀元軍入侵南宋時，當時曾包圍了無學所在的寺院並想要傷害他，但他臨危不亂地退去元軍。此故事就是在說，煩惱就是我們所執著的種種慾望或妄想而來，因此面對煩惱時，與其一直感到不安或恐懼，還不如直接面對現實並認真解決。

（8）事難方見丈夫心。出自『虛堂錄』

只有身處於困難或危機迫前的狀況下，才會明白當事人的真正實力。要超越困難或眼前危機並無近路可抄，唯一堪用的就是自己每日不間斷的努力而已。所以平日就要不斷地精進自己以累積實力，才能讓危機成為轉機。

7．安心立命

（1）無心。出自『無門關』

此處的無，並非是什麼都沒有的意思。而是指當能夠讓雜念消失，而成為無心狀態時，將可以領會或覺悟到自身內在蘊藏著的最強大生命力與精神力。亦即當我們能夠屏除一切雜念，集中心力專注在當下時，則將無所不能。

（2）無事是貴人。出自『臨濟錄』

無事，是指在每日生活中不用比較心（美醜、好惡等）來做選擇。貴人，則是指可以獲得內心安穩、療癒或幫助自他的人。這句話意思是，終日只想與他人進行比較，就容易造成無謂的左思右想而煩惱不斷。因此不過度羨慕他人，或嫉妒他人的優秀，而是多加讚美與學習他人優點，並且磨練及覺察自己的內心與才能，則必能成為一個充滿光明幸福的人。

（3）前後際斷。出自『正眼法藏』

「前」是指過去，「後」是指未來。不活在過去也不活在未來，斷卻前後而活在此時、此地的當下。當我們面對人生問題時，常常會被過去或未來所影響，而容易感到不安或恐懼。因此斷卻過去與未來，將全副精神貫注在當下，實際面對就能解決問題。

（4）春光日日新。出自『不詳』

跨越寒冬後的春天景色，草木開始發芽成長、動物開始積極活動、氣溫氣候等都會不斷變化，每日都是全新狀態的一日。即使是看似每日重複相同的工作或生活，事實上每一天都只有一次，不會有同樣的第二次；每一天的體驗或感受也只有唯一的一次，不會有相同的第二次。因此要好好珍惜與把握每日獨一無二的生活。

（5）月白風清。出自『後赤壁賦』

浮在天空中的皎潔白月，清爽涼快的徐徐微風，這些是自然而來並非人為造作，因此並不需遠求，就能隨時帶給自心安詳與療癒。很多時候我們都會在不知不覺中迷惑於人世間的地位、名譽或金錢、權力，而忘了真正的心中所求，不過就是平靜安寧而已。

（6）下載清風。出自『碧巖錄』

比喻商船在航行遠路時，船上會載著繁多的貨物，而在抵達目的地後，船員們就可以卸下沉重的貨物負荷，之後就可以無事一身輕地享受海上的徐徐清風，優雅輕盈地航行踏上歸途。許多時候若是能夠卸下內心中過多的沉重負荷時，則就能夠享受人生的美好風景。

（7）竹影掃階塵不動。出自『普燈錄』

此句還有對句為「月潭穿底水無痕」。比喻隨風搖動的竹影，雖然不斷地去清理台階，但是連微小塵埃都動也不動。月亮可以穿透至深潭內，但是在水面卻無法激出任何漣漪。竹影並非是真實的竹子而只是影子，許多的煩惱與迷妄就像是竹影之於台階、月影之於水面一樣，都是虛幻不真之物，完全對於實體不會造成任何影響。雖然人人都會被世俗的八萬四千個煩惱所困惑，但是並非去驅趕或斬斷煩惱，而是讓自己成為自己的主人，就不會被煩惱所牽著走，而能夠自由掌握這些煩惱並淡然以對。

（8）水流元入海，月落不離天。出自『五燈會元』

每條川的流向雖然各不相同，但是最終都會流向大海；月亮東升西落，但都不會有離開天空的一刻。人世間雖有男女老幼、賢愚貧富之差別，但是每個人都一樣具備著本心或佛性。因此本心或佛性的覺醒、覺悟，是每個人都一樣平等的，就像是水流最終會回歸至大海、月亮總是不離開天空一樣，我們人也不能夠忘了自己的本心或佛性。

（三）問：臼井靈氣是心靈療法嗎？

答：雖然亦可稱之為心靈療法，但是大部分是所謂的物質療法。因為施術者的身體各處都會放射氣與光，特別是在眼、口、手等部位發現最多。因此如果針對需要治療的身體部位凝視二—三分鐘、使用呼氣法及撫擦法時，如牙齒痛、疝氣痛、胃腸病、神經痛、乳腫、撞傷、切割傷、燙傷及其他腫痛等，便會立刻緩和疼痛或消腫。痼疾（慢性疾病）雖然需要重複多幾次的治療，但是只要經過一次治療後便會有記憶效果。

如上述的現象，以現代的醫學該如何說明呢？因為這已經不是小說中的故事而已。你們大家只要見到實際狀況，應該都會心悅誠服。不論是多麼會搬弄詭辯的人，也無法輕蔑事實。

（四）問：只要相信臼井靈氣療法，疾病便會治癒嗎？

答：不，臼井靈氣療法與心理療法、催眠術或其他精神療法完全不同。臼井靈氣療法不會給予任何暗示，所以不需要任何的認同或信服。不僅如此，即使不論你如何懷疑、排斥或否定，都不會有任何問題。因為即使是對幼兒，或是已缺乏自我意識的重病患者，亦可展現充分的治療效果。最初來接受我的治療的人們當中，因為相信而來的人，十人中只有一人而已。大多數的人們都是接受過一次的治療之後，才第一次得知臼井靈氣療法的效果，並從此之後開始信任此療法。

（五）問：臼井靈氣療法可以醫治哪些疾病？

答：可以醫治任何的精神性疾病、官能性疾病，任何病症均可治癒。

（六）問：臼井靈氣療法只是用來治癒疾病而已嗎？

答：不，不僅是用來治癒肉體的疾病，還可以用來矯正心的煩惱，如煩悶、虛弱、膽小、優柔寡斷、神經質等的不良習性。矯正後便可以獲得更接近神佛的心，之後亦可用於治療他人，讓自他均可獲得幸福。

（七）問：臼井靈氣療法的治癒疾病之原理為何？

答：我獲得此療法並非是世上的誰傳授給我，我亦非為了得到治療疾病的靈能力而進行努力研究。此療法是我因斷食而接觸到大宇宙的氣後，獲得到的不可思議的靈性感受，並由此領悟到自身已經獲得治癒疾病的靈能力。即使身為肇祖的我亦很難解釋的非常明確。有些學者或研究者非常熱心地研究，但即使想要依賴科學來進行斷定還是非常困難。但是這與科學一致的時代將會到來。

（八）問：臼井靈氣療法有使用醫藥嗎？而且有沒有任何弊害嗎？

答：絕對不會使用醫藥或機械。只使用凝視、呼氣、按手、撫手及輕打等手法進行治癒。

（九）問：臼井靈氣療法需要醫學的知識嗎？

答：臼井靈氣療法是超越現代科學的靈法，因此不將基礎置於醫學上。只是非常簡單明瞭地，當頭或腦有問題便著重在頭的部位、胃有問題就著重在胃的部位、眼睛有問題便著重在眼睛的部位，在有問題的患部以凝視、呼氣、按手、撫手及輕打等手法，來獲得治癒。因此不需要吞服苦澀的藥品，亦不需要使用熱灸，只需要短時間，疾病便可以獲得治癒，這就是我所稱的獨創靈法。

（十）問：現代有名的醫學家如何看待臼井靈氣療法？

答：學問淵博的知名醫學家，均對此採取中庸的看法。歐洲有知名的醫學家對醫藥進行嚴重的批判。

除此之外，來自帝國醫學大學的永井潛博士「我是醫科本家，我雖然診斷、記載及理解疾病，但是我卻不知道要如何治療疾病。」

近藤博醫學博士「所謂醫學是一大進步，其實是個大迷信。現代醫術的一大缺點就是，豪不考慮精神面之作用。」

原榮博士「在現代的衛生治療學中，無視於人類是具備靈智的生物，與其他一般動物不同，而對待具備靈智的人類與動物一樣，這是一種甚大的侮蔑。相信不久的將來，在疾病治療領域上的大革命將會到來。」

久賀六郎博士「接受非醫師的治療，如心理療法等的各種治療方法，從事實上來看，確實會因疾病的種類、或患者個性、或施術的適用性之不同，而可以做到醫師也望塵莫及的良好效果。」因此若只是盲目地批判及排斥非醫師之精神治療家，就只會顯得醫者的心量狹小而已（出自日本醫事新報記載）。

現今，醫學博士或醫學士藥劑師，只要能接受這些療法的效果並入門了解實際事實，便可以了然於心。

（十一）問：政府如何看待臼井靈氣療法？

答：於大正十一年二月六日帝國會議眾議院預算分科會中，代議士松下禎二醫學博士說：「最近由非醫師使用一些心理療法或精神療法，治癒多數的患者的事實，已經打破了政府的成見」。潮氏政府委員「像催眠術等在十多年前還被認為是神技，但是時至今日卻已經蓄積了諸多學問上的研究，亦實際應用於精神病患者。因此想要將人類的一切都用醫學來解決，確實是有其困難性。另外醫師對於某些疾病會依照醫學所示來說明，但是臼井靈氣療法則是對萬病進行碰觸患部而已，所以並非醫師行為，因此不會牴觸到醫師及針灸規範」。

（十二）問：關於有些人會認為，治療的靈能力是特定具備天賦的人才會擁有，並非是任何人都能學會，對於此種想法你有何看法？

答：萬物生來就享有上天給予的天賦靈能。草、木、飛禽走獸、魚蟲皆然，特別是身為萬物之靈長的人類，更可以顯著地發現自己所擁有的天賦靈能。而臼井靈氣療法便是將上天所給予的天賦靈能具體化於世上的方法。

（十三）問：任何人都可以接受臼井靈氣療法的傳授嗎？

答：無論男女老幼，或是否有受過教育，只要具備相關常識並經過短時間的練習，每個人都可以確實獲得治癒自他的疾病之能力。到目前為止已經傳授了上千人，沒有一個是無效果的。每一個被傳授者，均已經獲得優秀的治癒能力。如果仔細想想，克服疾病對人類來說是一件極難之事，雖然會對在短時間內便可以獲得克服疾病的治癒靈能感到極為不可思議，但事實上這卻是極為簡單的事。將極難的事簡單完成，便是我的靈法之特色。

（十四）問：雖說可以用來治癒他人的疾病，但是可以用來治癒自己的疾病嗎？

答：無法治癒自己疾病的人，又如何能治癒他人的疾病呢？

（十五）問：要如何才能夠接受奧傳？

答：奧傳中會傳授發靈法、輕打治療法、撫擦治療法、按手治療法、遠距治療法、精神矯正法等等。首先會傳授給接受過初傳，且熱心於精進學習及品德方正之人。

（十六）問：靈氣療法中有比奧傳更高的教導嗎？

答：有，稱為神祕傳。

二、《臼井大師功德碑》全文中譯

累積修養並磨練身心的大人物，被稱之為具備德行之人。此具備德行之人以自身的德行於世間行正道，並且對外施授則稱為功績。功高德大者會被世人稱之為大人物而被景仰為師。從古至今，被稱之為師並受世人景仰，且能夠指引世人正確道路的偉大人物均為此輩，而臼井大師亦為這其中之一人。臼井大師創始了運用宇宙靈氣來改善身心的方法，這讓許多世人口耳相傳並前往求教，因為有無數人們希望能夠前來獲得救治，因此盛況空前博得極高的評價。

臼井大師名甕男，號曉帆，為岐阜縣山縣郡谷合村之人。祖先為千葉常胤，父方為胤氏、通稱宇佐衛門，母親為河合氏。臼井大師生於慶應元年（一八六五年）八月十五日，是個勤勞苦學之人，亦具備優秀能力，成人之後曾渡航至歐美及遊學中國，雖然是一位優秀的人才，卻是接二連三不得志。即使如此臼井大師亦從未挫折屈服，反而更加努力地鍛鍊身心。

某日他登上鞍馬山進行斷食苦行二十一日，最後突然獲得大宇宙而來的靈氣，之後便感得了靈氣療法。他除了對自己進行試驗之外，亦將之實踐在家人身上，並且獲得了顯著的效果。

於是臼井大師認為，這不應該僅止於自身家族內使用，而應該要廣泛地傳授予世人，與大家一起共享喜悅。因此便於大正十一年（一九二二年）四月定居於東京青山原宿，並且設立學會開始推行靈氣療法，當時每日自遠到近不斷前來的人們盛況空前，甚至已經溢滿到戶外。

大正十二年（一九二三年）九月發生關東大地震，所到之處均充滿受傷或哀痛的人們，他們正承受著許多痛苦。為此臼井大師感到非常心痛，於是便每天巡迴於市內進行治療，因而救助了無數傷患。

之後由於道場過於狹小，因此於大正十四年（一九二五年）二月遷居至中野的新處所。因為聲名遠播四方，所以有許多來自地方上的邀約，因而應邀前往吳、廣島、佐賀等，也曾經到過福山，最後因病去世。

臼井大師去世時是大正十五年（一九二六年）三月九日，享年六十二歲。夫人為鈴木氏，名貞子。育有一男二女，男子名為不二，繼承家業。

臼井大師個性溫厚恭謙且質樸無飾，體格良好並總是笑容滿面。但是當一有任何事情時，則會展現堅強的意志且具備強韌的忍耐力，是一個謹慎細心的人。

他多才多藝喜好讀書且博學多聞，對於歷史或傳記、醫學書籍或宗教典籍、還有心理學、神仙術、禁咒術、易學或占術、人相學等均無所不知了解深入。這些學藝經歷均成為他修養磨練的基石，任誰來看都會非常清楚，這也是後來成為他開創靈氣療法的關鍵。

因為靈氣療法的主軸並非僅是治療疾病而已，最重要的是將上天所賦予的天賦靈能，用來端正心靈並強健身體，而能夠享受人生的幸福。因此要將此靈法傳授給他人時，首先必須遵守明治天皇的遺訓，朝夕念誦五戒並牢記於心。就在今日勿動怒、勿擔憂、心懷感謝、精進課業、待人親切。將此做為最大訓示之目的為，一方面能將自己的心與古今聖賢的心合而為一，另一方面這也是召喚幸福的祕法與治癒萬病的靈藥。在推廣此靈法之際，最重要的是要從自己開始努力。這絕非是從高處或遠處開始，而是朝夕在正座合掌之際能培養出平靜的心，並且能夠堂堂正正為人處事。這即是任何人均可學習與獲得此靈法的理由。

近世以來，雖然世間物換星移且人們的思想不斷變動，但幸運的是如果可以普及此靈法的話，則世道人心均會大有所得，不僅能夠治療疾病，也可以對世間提出貢獻。臼井大師的門生超過二千人，身在東京的門生們齊聚於東京道場並繼承其偉業，在地方上的門生也繼續傳播此法。即使在臼井大師過世後，此靈法亦將永遠流傳於世上。

將從臼井大師處所領受到的德澤外施，是非常偉大的一件事。臼井大師的門生們集合決定建立石碑於西方寺的墓地內，是為了將臼井大師的功德彰顯於世並力圖普及，因此委囑我撰寫此文。我深深地敬佩臼井大師所遺留的功績，又與同門之間緣分關係深厚，因此義不容辭執筆撰寫，將臼井大師的功績紀錄於此，衷心期盼能夠讓後世繼續景仰。

昭和二年二月從三位勳三等　文學博士　**岡田正之**　撰

結語

每一個身體都擁有無限神奇的功能，早已具備各種預防疾病、防止老化、自療自癒的潛能，每個人只要多方深入理解並善加運用它，就能獲得更好的生活與生命品質。

本書從孕育出靈氣的日本精神文明開始論述，並貫穿全書彙整成出結構完整的身心療養系統內容，希望提供更多人能夠真正認識與理解，一個要義簡潔、易記易學，並可以自我鍛鍊、日常實踐的安心療養法——靈氣療法，作為一生中的療癒與養生之用。

祈願本書所提供的論點與內容，可以在華語世界的靈氣領域，注入更多的具備營養的活水，並提供給所有靈氣實踐者、有志養生者、相關療法研究者或一般讀者朋友們，能夠從更高的俯瞰點，更深入且正確地了解源自於日本的「臼井原學會靈氣（宗派靈氣®）」之全貌內容。

最後透過此書想要表達的是，靈氣是一種生命能量，而思想能引導能量，這也是佛家常說的諸法唯心造，所以靈氣療法的最重要核心就是修煉「心」，而最終能讓「心」與「身」合而為一，除此之外再無訣竅。

作者簡介

盧隆婷 Vivian L.T. Lu

日本國立大阪大學人間科學部教育學碩士。

自中學時代起便沉浸於鑽研日本文化中諸多的神奇與神秘的文學、藝術、建築、哲學、宗教等領域，並於東吳大學日文系畢業後，前往日本國立大阪大學取得教育學碩士，人生中接觸日本民族、日本生活與工作高達數十年，因而培養了對於日本文化、言語、精神表現等的獨特見解。

長年研究教育學、文化學、人類學、心理學、形而上學等，並致力將所學專精運用於身心靈療癒之相關發展上，希望能夠確立更多引領人們獲得完整的身心靈療癒之相關正確思維、哲理、知識與技術。

長期活動於台灣、日本、中國、香港、新加坡等地，擁有靈氣多元系統之師範資格與教學系統授權，舉辦各類大小型國內與國際交流課程或活動至今已達十多年以上。圖書著作有《日本靈氣療法》、《宗派靈氣》、《靈氣的世界》、《直傳靈氣》、《飛魂繪夢》等，其他相關領域新作，陸續出版中。

作者官網：https://spiritualmapforfreedom.com

| 作者相關著作 |

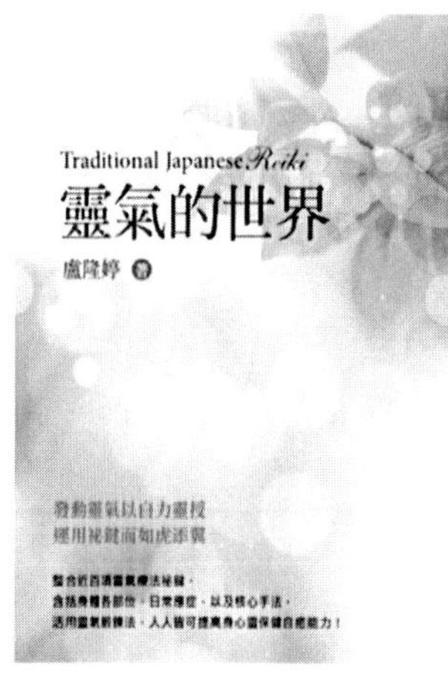

靈氣的世界

作者：盧隆婷
出版：白象文化

深入剖析靈氣療癒的原理與核心之書。此書是不分靈氣流派，均可用於幫助身心靈健康的實用書。提供給一般大眾或靈氣實踐者，快速精準掌握與理解的靈療法之運用。作者並實地帶領參訪靈氣大師—臼井甕男一生軌跡，了解靈氣的歷史淵源。

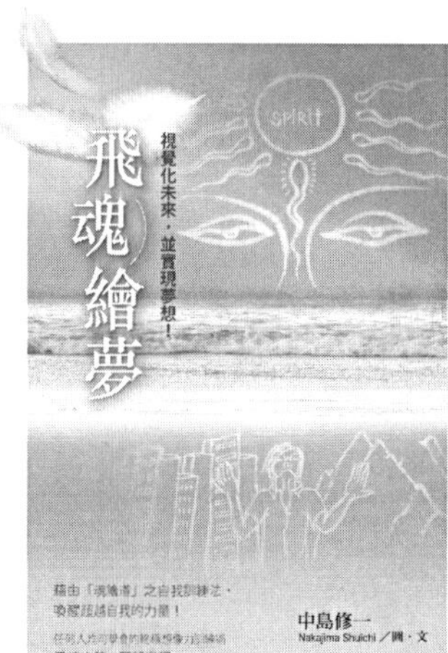

飛魂繪夢

作者：中島修一
譯者：盧隆婷
出版：白象文化

終極想像力訓練書。突破限制的枷鎖，創造光輝新未來。提供十大訓練法，透過從夢或集體宇宙中接收願望實現所需之影像，不斷訓練改變自己的意識狀態，而最終能夠出現如靈魂出體與宇宙合一的現象，實現自己的夢想。

國家圖書館出版品預行編目資料

日本靈氣療法 Japanese Reiki Therapy／盧隆婷著.--初版.--臺中市：白象文化，2020.11

面； 公分

ISBN 978-986-5559-04-5（平裝）

1.自然療法 2.健康法

418.99 109014166

日本靈氣療法
Japanese Reiki Therapy

作　　者　盧隆婷
校　　對　盧隆婷
專案主編　黃麗穎
出版編印　吳適意、林榮威、林孟侃、陳逸儒、黃麗穎
設計創意　張禮南、何佳諠
經銷推廣　李莉吟、莊博亞、劉育姍、李如玉
經紀企劃　張輝潭、洪怡欣、徐錦淳、黃姿虹
營運管理　林金郎、曾千熏
發 行 人　張輝潭
出版發行　白象文化事業有限公司
412台中市大里區科技路1號8樓之2（台中軟體園區）
出版專線：（04）2496-5995　傳真：（04）2496-9901
401台中市東區和平街228巷44號（經銷部）
購書專線：（04）2220-8589　傳真：（04）2220-8505

初版一刷　2020年11月11日
初版二刷　2020年12月31日
定　　價　350元

缺頁或破損請寄回更換
版權歸作者所有，內容權責由作者自負